علم الحمية الغذائية و التمرين الرياضي

علم الحمية الغذائية و التمرين الرياضي

كارين تاكر

ترجمة: راشيل رافت زكي عوض

دار جامعة حمد بن خليفة للنشر
HAMAD BIN KHALIFA UNIVERSITY PRESS

دار جامعة حمد بن خليفة للنشر
صندوق بريد 5825
الدوحة، دولة قطر

www.hbkupress.com

جميع الحقوق محفوظة.

لا يجوز استخدام أو إعادة طباعة أي جزء من هذا الكتاب بأي طريقة دون الحصول على الموافقة الخطية من الناشر باستثناء حالة الاقتباسات المختصرة التي تتجسد في الدراسات النقدية أو المراجعات.

الطبعة العربية الأولى عام 2021

الترقيم الدولي: 9789927151736

تمت الطباعة في الدوحة-قطر.

مكتبة قطر الوطنية بيانات الفهرسة – أثناء – النشر (فان)

علم الحمية الغذائية والتمرين الرياضي / كارين تاكر ؛ ترجمة راشيل رأفت زكي عوض. الطبعة العربية الأولى. - الدوحة : دار جامعة حمد بن خليفة للنشر، 2021.

صفحة ؛ سم

تدمك: 978-992-715-173-6

1. الرجيم. 2. التغذية -- الحمية. 3. التمرينات الرياضية. أ. تاكر، كارين، محرر. ب. عوض، راشيل رأفت زكي، مترجم. ج. العنوان.

RM222.2. I45 2021

613.25 – dc23

202128029173

المحتويات

المقدمة: علم الحمية الغذائية والتمرين الرياضي.........................7

«تغيير عقيدة المرء أيسر من تغيير حميته». مارغريت ميد

القسم الأول: 1. أحدث تطورات علم الأحياء: حقائق عن الحمية الغذائية والتمرين الرياضي.................. 11

1.1 تناقضات بشأن التمرين الرياضي 13

بقلم: هيرمان بونتزر

2.1 الحقيقة المُلتبسة عن خسارة الوزن................................... 31

بقلم: سوزان ب. روبرتس وساي كروبا داس

3.1 الحمية البشرية «الحقيقية».. 47

بقلم: بيتر أنغار

4.1 العقل يتحكم بالأكل: جراحات علاج السمنة وصِلة الجهاز الهضمي - الدماغ.. 52

بقلم: بريت ستيتكا

القسم الثاني: 2. التدخل السلوكي 67

1.2 لا تتبع حمية غذائية!.. 69

بقلم: شارلوت إن. ماركي

5

2.2 السلوك: المفتاح المكمِّل لخسارة الوزن 86
بقلم: ديفيد إتش. فريدمان

القسم الثالث: 3. سلِّك ذهنك: دماغك في اختبار 103

1.3 رأس عنيد 105
بقلم: فيريس جبر

2.3 تنزه مرتين سيرًا على قدميك، وأخبرني عن النتيجة.................. 121
بقلم: ناثانيل ب. موريس

علم الحمية الغذائية والتمرين الرياضي

«تغيير عقيدة المرء أيسر من تغيير حميته».
مارغريت ميد

ينفق الأمريكيون أكثر من 60 مليار دولار سنويًا، لتحقيق أهدافهم المتعلقة بخسارة الوزن*. إن بحثت عن كلمة «حمية» عبر موقع أمازون الإلكتروني وحده، يظهر لك 202 ألف منتج، منها 193 ألف كتاب. وإن بحثت عن لفظ «تمرين» ستجد سيلًا ضخمًا من الروابط، وتجد 841 ألف منتج، منها 194 ألف كتاب. هذا الأمر برُمَته كافٍ ليصيبك بالدوار!

ما يجب توضيحه أن الحل ليس بسيطًا. لسنوات طويلة، كان الهدف المتعارف عليه والرئيس لخسارة الوزن الزائد من أسس علم الرياضيات: اِحرق سعرات حرارية أكثر مما تأكل. لكن أظهرت الباحثتان «سوزان بي. روبرتس» و«ساي كروبا داس» دليلًا جديدًا على أن أنواع الأطعمة التي تتناولها لا تقل أهمية عن كمية ما تأكله. تناقش هذه المقالة والمقالات السبع الأخرى في هذا الكتاب، أحدث

---

* الشبكة الأمريكية للأنباء والتقارير العالمية، «الثمن الباهظ لخسارة الوزن»، بقلم: جيف ويليامز. 2 يناير 2013.

الأبحاث المكتشفة التي تقلب الحكمة التقليدية بشأن خسارة الوزن الزائد، وتقترح طرقًا لتطبيق العلم لصالحك.

على سبيل المثال، يبدو حتميًا ومنطقيًا أن الأشخاص النشطاء جسديًا يحرقون المزيد من السعرات الحرارية، لكن الدراسات التي أجريت على المجتمعات البدائية دحضت هذا المنطق. إذ كشف عالِم الأنثروبولوجيا «هيرمان بونتزر»، كيف يظل إنفاق الطاقة (حرق السعرات الحرارية) ثابتًا تقريبًا بين البشر، بغض النظر عن مستوى نشاطهم البدني، مشيرًا إلى أن ممارسة التمرين الرياضي بمفرده لن يساعد في تحقيق الهدف وهو إنقاص الوزن. كذلك تسلط بقية المقالات المختارة الضوء على نجاعة حمية العصر الحجري الشهيرة، وكيف تؤثر جراحات إنقاص الوزن على صلة الدماغ - الجهاز الهضمي بطرق غير متوقعة.

نستكشف المزيد عن دور الدماغ في مقالة «لا تتبع حمية غذائية!»، التي أرست فيها كاتبتها، عالمة النفس «شارلوت إن. ماركي» خطوطًا إرشادية لخسارة الوزن تساعد على تجنب العثرات النفسية الشائعة للحمية. كذلك أوضح الكاتب العلمي «ديفيد إتش. فريدمان» في مقالته «السلوك: المفتاح المُكمِّل لتخفيف الوزن» كيف يمكن التحايل على تعقيدات السمنة، من خلال التركيز على السلوك بطرق تماثل تلك المتبعة لعلاج التلعثم أو إدمان الكحول. يتبع ذلك مقتطفان يلقيان نظرة على كيفية جعل ممارسة التمارين الرياضية والأنشطة في الهواء الطلق، من العلاجات الفعالة للاكتئاب وتعزيز الصحة العقلية عمومًا.

إن شرح تفاصيل عملية التمثيل الغذائي، وكيفية عمل إدارة الوزن أكثر تعقيدًا مما كان يُعتقد في البداية. لم تنجح الإصلاحات البسيطة والنصائح العامة على الإطلاق، وغالبًا ما أدت وتؤدي إلى دورات من الفشل ولوم الذات والاكتئاب. بدأت الدلائل بدحض المعتقدات الشائعة المتعلقة بخسارة الوزن، وبفتح الأبواب أمام مقاربات جديدة، جسدية وعقلية، يمكن تطبيق بعضها على طرق تفكيرنا حيال النظم الغذائية والتمارين الرياضية.

كارين تاكر
محررة الكتاب

القسم الأول

1. أحدث تطورات علم الأحياء: حقائق عن الحمية الغذائية والتمرين الرياضي

1.1 تناقضات بشأن التمرين الرياضي

بقلم: هيرمان بونتزر

لا وجود للزرافة حتى الآن! كنا أربعة أشخاص، نسير منتصف ذلك اليوم، ونقتفي أثر زرافة جريحة أصابها «مواساد»، وهو رجل من إثنية «هادزا» الإفريقية في أواخر الثلاثينات من عمره، مساء اليوم السابق. ضرب قاعدة عنقها بسهم خشبي له رأس فولاذي ملطخ بسُم قوي محلي الصنع، عن بُعد نحو 23 مترًا. شعب «هادزا» من القبائل التقليدية البدائية من الصيادين ويقتاتون على النباتات والحيوانات البرية في السافانا الجافة في شمال تنزانيا. يعرفون الطبيعة وكائناتها أفضل مما تعرفون متاجركم المحلية. كان «مواساد» قد ترك الزرافة تهرب ليمنح السُم وقتًا كي يسري مفعوله، على أمل العثور عليها جثة هامدة في الصباح؛ فحيوان بهذا الحجم يوفر الطعام لأسرته ومخيمه مدة أسبوع؛ لكن إذا تمكن من العثور عليها.

قاد «مواساد» مجموعتنا -«ديف رايشلن» من جامعة «أريزونا»، وصبي من قبائل «هادزا» يبلغ من العمر 12 عامًا اسمه «نيجي»، وأنا- خارج المخيم بعد بزوغ الفجر مباشرة. كنا أنا وديف بلا نفع في هذا المسعى، فقد دعانا «مواساد» لمرافقته كبادرة ودية، وكي

نؤمن له مساعدة إضافية في نقل الحيوان المذبوح إلى المخيم، في حال نجحت جهودنا في البحث. وبصفتنا عالمان في الأنثروبولوجيا، ندرس البيئة البشرية والتطور، اغتنمنا هذه الفرصة لمرافقته لما يتمتع به رجال «هادزا» من قدرات أسطورية في تعقب فرائسهم. من المؤكد أن هذه الفرصة تغلب أي احتمال آخر، مثل قضاء اليوم بطوله في المخيم، والعبث بمعدات البحث.

سرنا جاهدين لمدة ساعة عبر بحر متموج غير معبد من العشب الذهبي المرتفع حتى الخصر، ومزدان بأجمة وبأشجار السنط الشائك، إلى أن وصلنا للرقعة الدموية حيث أصيبت الزرافة. كان التنقل بمثابة الخدعة، مثل شخص يقودك إلى وسط حقل قمح مساحته 1000 فدان، ليظهر لك المكان الذي أسقط فيه ذات مرة عود تنظيف الأسنان، ثم يلتقطه بكل هدوء وبلا مبالاة. سرنا بعد ذلك الساعة تلو الساعة، نتعقب الحيوان الجريح تحت أشعة الشمس المحرقة، مقتفين أثر العلامات الأكثر هشاشة مما سبق أن رأيناه.

لم نجد الزرافة حتى الآن! على الأقل كان لدي بعض الماء. جلسنا نستظل ببعض الشجيرات بعد منتصف النهار مباشرة، ونأخذ قسطًا من الراحة، بينما راح «مواساد» يفكر في المكان الذي قد يتوجه إليه الكائن المصاب. كان بحوزتي نحو ليتر من الماء أو أكثر-ظننته كافيًا- لاجتياز حرارة الظهيرة. لكن «مواساد» لم يجلب معه أي ماء، كما جرت العادة في قبيلته. ولمَّا كنا نحزم أمتعتنا لنستأنف البحث، عَرَضتُ عليه الماء. رمقني «مواساد» بنظرة جانبية ثم ابتسم، وشرع

في شرب الزجاجة حتى أفرغها برشفة طويلة، ثم سلمني الزجاجة الفارغة بكل عفوية.

إنها الكارما! قضينا أنا وديف إلى جانب عالم الأنثروبولوجيا «براين وود» من جامعة «ييل»، الشهر الماضي وسط شعب «هادزا»، نجري القياسات الأولى المباشرة لمعدلات الإنفاق اليومي للطاقة بين السكان. كنا قد جندنا بضع عشرات من نسائهم ورجالهم، ومن بينهم «مواساد»، لشرب زجاجات مياه صغيرة باهظة الثمن غنية بنظيرين نادرين هما الديوتيريوم والأوكسجين 18. إذ أن تحليل تركيز هذين النظيرين في عينات بول المشاركين، يمكننا من احتساب معدل إنتاج الجسم يوميًا لثاني أكسيد الكربون، وبالتالي استهلاكهم اليومي للطاقة. يُعد هذا النهج، المعروف باسم الماء المخصَّب بنظيرين، أي مضاعف الوسم، هو المعيار الذهبي في الصحة العامة لقياس السعرات الحرارية المستهلكة يوميًا خلال اليوميات المعتادة. إنه بسيط وآمن ودقيق تمامًا، لكنه يتطلب من المشاركين أن يتجرعوا الماء المخصب حتى آخر نقطة. لقد بذلنا قصارى جهدنا لنوضح للمشتركين ضرورة التزامهم بإنهاء الجرعة بكاملها دون أي هدر، ويبدو أن «مواساد» تفانى في ذلك.

بصرف النظر عن مِزاح «مواساد» الخادع، تعلمنا أنا وزملائي الكثير عن كيفية حرق جسم الإنسان للسعرات الحرارية من خلال عملنا مع إثنية «هادزا». كشفت أبحاثنا، إلى جانب النتائج التي توصل إليها الباحثون الذين يدرسون مجموعات سكانية أخرى، أفكارًا

مدهشة عن عملية التمثيل الغذائي البشري. أشارت بياناتنا إلى أنه على عكس الحكمة المعروفة، يحرق البشر عدد السعرات الحرارية ذاته، بغض النظر عن مدى نشاطهم البدني. ومع ذلك، طوَّرنا سبلًا لحرق سعرات حرارية أكثر بدرجة ملحوظة من أسلافنا الأوائل. تساعد هذه النتائج في تفسير اثنين من الألغاز التي قد تبدو متباينة في البداية، ولكنها مترابطة في الواقع، أولًا: لماذا يفشل التمرين الرياضي عمومًا في المساعدة على إنقاص الوزن؟ وثانيًا: كيف نشأت بعض السمات الإنسانية الفريدة؟

• اقتصاد السعرات الحرارية

غالبًا ما يركز الباحثون المعنيون بالتطور البشري والبيئة على استهلاك الطاقة، كونها محور أساسي في شتى مناحي علم الأحياء. يمكن للمرء أن يتعلم الكثير عن أي نوع من الأجناس البشرية عن طريق قياس تمثيله الغذائي: فالحياة في الأساس لعبة تحويل الطاقة إلى مواليد، ويتم ضبط كل سمة عن طريق الانتقاء الطبيعي، لزيادة العائد التطوري عن كل سعرة حرارية مستهلكة. من الناحية المثالية، يعيش المجتمع محل الدراسة في نفس البيئة التي تطورت فيها الأجناس في الأصل، حيث لا تزال الشروط البيئية ذاتها تعمل، والتي شكلت النظام البيولوجي للأجناس. من الصعب تحقيق ذلك مع الأفراد، لأن معظم البشر انفصلوا عن العمل اليومي المتعلق بجلب الطعام من البراري. على مدار مليوني عام تقريبًا، عاش البشر وأسلافنا أيضًا،

وتطوروا بعملهم في الصيد وجمع الثمار، إذ ظهرت الزراعة منذ نحو 10 آلاف سنة، في حين أن عمر المدن الصناعية والتكنولوجيا الحديثة لا يتجاوز بضعة أجيال. إن شعب «هادزا» أحد آخر تجمعات الصيادين وجامعي الثمار الباقية في العالم، هم المفتاح لفهم كيفية تطور أجسادنا وآلية عملها، قبل وجود الأبقار والسيارات وأجهزة الحاسب الآلي.

يتطلب النمط المعيشي لشعب «هادزا» جهدًا بدنيًا مضنيًا، فكل صباح تغادر النساء أكواخ المخيم العشبية في مجموعات صغيرة، وتحمل بعضهن الأطفال على ظهورهن في لفائف، للبحث عن التوت البري أو غيره من الطعام. تعتبر الدرنيات البرية عنصرًا أساسيًا في نظام «هادزا» الغذائي، وقد تقضي النساء ساعات في الحفر بالعصي لإخراجها من الأرض الصخرية. في المقابل، يقطع الرجال الأميال يوميًا للصيد بالأقواس والسهام التي يصنعونها بأنفسهم. وحين تكون الفرائس شحيحة، يستخدمون الفؤوس البسيطة لتقطيع فروع الأشجار، والتي يصل ارتفاعها غالبًا إلى 40 قدمًا حتى قمتها، لحصد العسل البري. ويساهم الأطفال بدورهم في سحب دلاء الماء من أقرب حفرة ري، وتكون أحيانًا على بعد ميل أو أكثر من المخيم. تعود الجماعات إلى المخيم في وقت متأخر من بعد الظهر، ثم يفترشون الأرض ويتبادلون أطراف الحديث حول نيران الطهي الضعيفة، ويشاركون عائدات اليوم محتضنين أطفالهم. تمر الأيام على هذا المنوال خلال المواسم الجافة والرطبة منذ الألفية الميلادية الأولى.

بعيدًا عن المفاهيم الرومانسية المتعلقة بجنَّة عدن المفقودة؛ يُعد الصيد وجمع الثمار نشاطًا له عواقبه ومحفوفًا بالمخاطر، إنه لعبة تنطوي على مخاطر كبيرة، إذ تشكل السعرات الحرارية عملة التداول فيها، في حين أن استنفادها يعني الموت. يستهلك الرجال مثل «مواساد» مئات السعرات الحرارية يوميًا في الصيد وتتبع الآثار، إنها كالمقامرة ويأملون أن تأتي ثمارها. إن الدهاء أمر لا يقل أهمية عن القدرة على التحمل، فبينما يمكن للحيوانات المفترسة الاعتماد على سرعتها وقوتها في الحصول على الفريسة، يتعين على البشر أن يفوقوا فرائسهم دهاءً، فيراعوا ميولها السلوكية، ويجوبوا الأرض بحثًا عن آثارها. يحظى رجال «هادزا» بصيد كبير مثل الزرافات مرة في الشهر فقط، ومع ذلك فإنهم يتضورون جوعًا إذا لم تنفذ نساء القبيلة خطة تكميلية معقدة بالقدر ذاته، ويستخدمن معرفتهن الموسوعية عن الحياة النباتية المحلية لجلب خيرات وفيرة يومية يمكن الاعتماد عليها. إن هذا البحث المعقد والتعاوني عن الطعام هو الذي جعل البشر ينجحون إلى حدٍّ لا يصدق، وهذا هو الجوهر الذي يجعلنا متفردين كبشر.

افترض الباحثون في مجال الصحة العامة والتطور البشري منذ أمد بعيد، أن أسلافنا من الصيادين وجامعي الثمار أحرقوا سعرات حرارية أكثر مما يفعله سكان الحضر اليوم. وبالنظر إلى المشقة البدنية التي يتكبدها شعب «هادزا»، يبدو من المستحيل تخيل الأمور على غير ذلك. يذهب الكثيرون في مجال الصحة العامة إلى حد القول بأن

انخفاض الاستهلاك اليومي للطاقة يكمن وراء وباء السمنة العالمي في العالم المتقدم، إذ تتراكم ببطء كل تلك السعرات الحرارية غير المحترقة على شكل دهون. كان أحد دوافعنا لقياس عملية التمثيل الغذائي لدى شعب «هادزا» هو تحديد حجم هذا الاستهلاك في الطاقة، ومعرفة مدى قصورنا نحن الغربيين في استهلاكنا اليومي للطاقة. حين عدت إلى أرض الوطن في الولايات المتحدة الأمريكية، بعد موسم ميداني حار ومليء بالغبار، أرسلت عينات بول المشاركين بالأبحاث من شعب «هادزا»، والمحفوظة بثاني أوكسيد الكربون الصلب، إلى كلية بايلور للطب البشري، موطن أحد أفضل مختبرات المياه المخصبة بنظيرين أي مضاعف الوسم في البلاد، متخيلًا مجموع السعرات الحرارية الضخمة التي سينزاح الستار عنها.

لكن حدث أمر مضحك خلال الاختبار باستخدام المطياف (جهاز يتعرف على مكونات المواد بالتحليل الضوئي) لقياس الكتلة النسبية للنظائر (العناصر الكيميائية). إذ حين عادت التحاليل من بايلور، بدت أفراد قبيلة «هادزا» مثل أي شخص آخر. يأكل رجال «هادزا» ويحرقون نحو 2600 سعرة حرارية يوميًا، في حين تستهلك نساءهم نحو 1900 سعرة حرارية يوميًا، أي مثل البالغين في الولايات المتحدة أو أوروبا. فحصنا البيانات بكل طريقة يمكن تخيلها، مع مراعاة تأثير حجم الجسم ونسبة الدهون والعمر والجنس، ولكن لم نجد أي فرق. كيف يمكن ذلك؟ ما الذي غاب عنَّا؟ أين أخطأنا في فهم علم الأحياء البشرية والتطور؟

- **جهاز قياس السعرات الحرارية يكذب**

يبدو واضحًا أن الأشخاص من ذوي النشاط البدني العالي يحرقون المزيد من السعرات الحرارية حتمًا، لدرجة أننا نتقبل هذا النموذج دون الكثير من التفكير النقدي أو الأدلة التجريبية. لكن منذ ثمانينيات وتسعينيات القرن الماضي، ومع ظهور تجارب الماء مضاعف الوسم، كانت البيانات التجريبية تتحدى في كثير من الأحيان الحكمة التقليدية المتعلقة بالصحة العامة والتغذية. إن نتائج الدراسة لشعب «هادزا»، وهي غريبة كما يبدو، لم تكن صاعقة من السماء، لكنها أشبه بأول قطرة ماء بارد تستقر على عنقك، من مطر تكوَّن وتراكم، لكننا تجاهلناه عبر السنين.

أظهرت أولى دراسات الماء مضاعف الوسم بين المزارعين التقليديين في غواتيمالا وزامبيا وبوليفيا، أن استهلاكهم للطاقة جاء مماثلًا إلى حد كبير لاستهلاك سكان المدن. وفي دراسة نُشرت عام 2008، دفعت الباحثة في مجال الصحة العامة في جامعة «لويولا» في شيكاغو «إيمي لوك»، هذا العمل خطوة للأمام، إذ قارنت استهلاك الطاقة والنشاط البدني بين الريفيات النيجيريات والنساء الأمريكيات من أصول إفريقية في شيكاغو. ومثل الدراسة على شعب «هادزا»، لم تجد دراستها أية فروق في الاستهلاك اليومي للسعرات الحرارية بين المجموعتين، على الرغم من الاختلافات الكبيرة في مستويات النشاط. ومتابعةً لهذا العمل، حلَّلت الباحثة «لارا دوغاس» في جامعة «لويولا» أيضًا، إلى جانب لوك وآخرين، بيانات 98 دراسة حول

العالم، وأظهرت أن السكان المتنعمين بوسائل الراحة الحديثة في العالم المتقدم يستهلكون الطاقة بمعدلات مماثلة لتلك المستهلكة في الدول الأقل تقدمًا، حيث تتطلب أنماط المعيشية جهدًا بدنيًا عاليًا.

البشر ليسوا الجنس الوحيد الذي لديه معدل ثابت لاستهلاك الطاقة. ففي أعقاب الدراسة على شعب «هادزا»، ترأستُ بحثًا تعاونيًا ضخمًا لقياس الاستهلاك اليومي للطاقة بين الرئيسيات، وهي مجموعة الثدييات التي تضم النسانيس والقردة والليمور والبشر. وجدنا أن الرئيسيات الأسيرة التي تعيش في المختبرات وحدائق الحيوان تستهلك نفس عدد السعرات الحرارية يوميًا مثل تلك الموجودة في البراري، على الرغم من الفروق الواضحة في النشاط البدني. في عام 2013، وجد الباحثون الأستراليون معدلات متماثلة لاستهلاك الطاقة لدى الأغنام وحيوانات الكنغر سواء ظلت حبيسة في الحظائر أو سُمح لها بالتجوال حرة طليقة. وفي عام 2015، أبلغ فريق صيني عن استهلاك مماثل للطاقة لدى حيوانات الباندا العملاقة في حدائق الحيوان وفي البرية.

للحصول على نظرة أكثر دقة، عبر مقارنة الأفراد بدلًا من مقارنة المعدل الوسطي بين السكان، انضممت إلى لوك وفريقها بالإضافة إلى دوغاس، لفحص النشاط واستهلاك الطاقة، في إطار تحليل كبير امتدَّ لسنوات يُعرف باسم دراسة التصميم النموذجي للانتقال الوبائي. التزم أكثر من 300 مشارك بوضع مقياس تسارع مماثل لجهاز قياس حرق السعرات الحرارية (fitbit) أو غيره من أجهزة تتبع اللياقة البدنية

على مدار 24 ساعة يوميًا لمدة أسبوع كامل، وشرع الجهاز في قياس استهلاكهم اليومي من الطاقة عن طريق الماء المضاعف الوسم. وجدنا أن النشاط البدني اليومي، الذي تتبعناه بواسطة مقياس التسارع، كانت صلته ضعيفة بعملية الأيض. يميل الأشخاص المستلقون أغلب الوقت، في المتوسط، إلى استهلاك نحو 200 سعرة حرارية أقل من الأشخاص الذين يؤدون يوميًا نشاطًا بدنيًا معتدلًا: المقصود هم الأشخاص الذين يمارسون بعض التمارين الرياضية خلال الأسبوع، ويبذلون جهدًا عند صعود الدرج. لكن يكمن الأمر الأكثر أهمية في استقرار استهلاك الطاقة عند ذوي المستويات الأعلى من النشاط، إذ يحرق الأشخاص الذين يعيشون حياة يومية أكثر نشاطًا نفس عدد السعرات الحرارية يوميًا مثل أولئك الذين يحيون حياة معتدلة النشاط إلى حد ما. الظاهرة نفسها كانت قد أبقت استهلاك الطاقة لدى أفراد «هادزا» متماشيًا مع نظائرهم من السكان الآخرين، واتضح ذلك بين أفراد الدراسة.

كيف يتكيف الجسم مع مستويات النشاط الأعلى لإبقاء الإنفاق اليومي للطاقة تحت السيطرة؟ كيف يمكن لشعب «هادزا» أن يستهلك المئات من السعرات الحرارية يوميًا على النشاط البدني، مقارنةً بسكان الحضر الأقل حركة في الولايات المتحدة وأوروبا الذين يحرقون نفس العدد الإجمالي من السعرات الحرارية؟ ما زلنا غير متأكدين، لكن تكلفة النشاط في حد ذاته لا تتغير: نحن نعلم، على سبيل المثال، أن البالغين في «هادزا» يحرقون نفس عدد السعرات

الحرارية عند السير مسافة ميل مثل الغربيين تمامًا. قد يغير الأشخاص ذوو مستويات النشاط المرتفعة «سلوكهم بطرق خفية تخزن الطاقة، مثل الجلوس بدلًا من الوقوف أو النوم بعمق». لكن تحليلنا لبيانات دراسة التصميم النموذجي للانتقال الوبائي تشير إلى أن التغييرات السلوكية قد تساهم، إلا أنها لا تكفي لحساب الثبات الملحوظ في الإنفاق اليومي للطاقة.

هناك احتمال آخر مثير للاهتمام أيضًا، وهو أن الجسم يفسح المجال لاحتساب النشاط الإضافي من خلال تقليل السعرات الحرارية التي يحرقها على العديد من المهام غير المرئية، التي تستنفد معظم ميزانيتنا اليومية من الطاقة: إن ذلك بمثابة التدبير الداخلي الذي تقوم به خلايانا وأعضاؤنا لإبقائنا على قيد الحياة. إن توفير الطاقة في هذه المهام يبقي ميزانيتنا اليومية من الطاقة مشحونة، ما يسمح لنا بإنفاق المزيد منها على النشاط البدني دون زيادة إجمالي السعرات المستهلكة يوميًا. على سبيل المثال، يقلل التمرين الرياضي في كثير من الأحيان من النشاط الالتهابي الذي يحفزه الجهاز المناعي، وكذلك مستويات الهرمونات التناسلية مثل الأستروجين. لدى حيوانات المختبر، لا تؤثر زيادة التمرينات اليومية على إنفاق الطاقة اليومي، لكنها تؤدي بدلًا من ذلك إلى تقليل عدد دورات الإباضة وتباطؤ إصلاح الأنسجة. ويدفع استهلاك الطاقة الأقصى بعض الحيوانات إلى التهام أطفالها الرُضع. يبدو أن البشر والمخلوقات الأخرى لديهم العديد من الاستراتيجيات المتطورة للإبقاء على الاستهلاك اليومي للطاقة محدودًا.

تشير الأدلة كافة إلى أن السمنة هي مرض الشراهة وليس الكسل. ويزداد وزن الأشخاص حين تتجاوز السعرات الحرارية التي يتناولونها تلك التي يستهلكونها. إذا لم يتغير الإنفاق اليومي للطاقة على مدار تاريخ البشرية، فإن السبب الرئيسي لوباء السمنة الحديث يجب أن يكون في السعرات الحرارية المستهلكة. لا ينبغي أن يكون هذا خبرًا؛ تبعًا للقول المأثور القديم عن الصحة العامة «لا يمكنك النجاة من نظام غذائي سيئ». يعرف الخبراء من خلال التجربة الشخصية والكثير من البيانات أن ارتياد صالة الألعاب الرياضية بهدف خسارة الوزن غير فعَّال إلى حدِّ الإحباط. لكن العلم الجديد يساعد في شرح السبب وراء كون التمرين أداة سيئة لخسارة الوزن. لا يكمن الأمر في عدم جدية محاولتنا، بل في أن أجسادنا كانت تتآمر ضدنا منذ البداية.

لا يزال عليك ممارسة التمارين الرياضة، فهذه المقولة ليست ملاحظة تسديها لك والدتك! إن للتمرين الرياضي العديد من الفوائد المدعمة بالوثائق، من تعزيز صحة القلب والجهاز المناعي إلى تحسين وظائف الدماغ والشيخوخة المتعافية. في الواقع، أظن أن تكيف الأيض مع النشاط هو أحد الأسباب بقائنا بصحة جيدة عند ممارستنا للرياضة، فالرياضة تحوِّل الطاقة بعيدًا عن الأنشطة ذات العواقب السلبية، مثل الالتهابات إذا استمرت لفترة طويلة. على سبيل المثال، تم ربط الالتهابات المزمنة بأمراض القلب والأوعية الدموية واضطرابات المناعة الذاتية.

من المؤكد أن الأطعمة التي نتناولها تؤثر على صحتنا، ويمكن أن يساعد التمرين المقترن بالتغييرات الغذائية على تجنب الوزن الزائد بمجرد الوصول إلى وزن صحي، لكن الأدلة تشير إلى أنه من الأفضل التفكير في الحمية الغذائية والتمرين الرياضي بوصفها أدوات مختلفة ذات نقاط قوة مختلفة. تمرن لتحافظ على الصحة والحيوية، وركز على النظام الغذائي لرعاية وزنك.

- ميزانيات الطاقة والتطور

مثلما يساعد العلم الحديث عن التكيف الأيضي على توضيح العلاقة بين التمرين الرياضي والسمنة، فإن عملية الأيض المحدودة والقابلة للتكيف تترك للباحثين أسئلة وجودية أكبر. فإذا كان الاستهلاك اليومي للطاقة غير نشط فعليًا، فكيف يمكن أن يتطور البشر ليكونوا مختلفين تمامًا عن القردة العليا؟ لا شيء مجاني في الحياة؛ فالموارد محدودة، وإن كان الاستثمار أكبر في أحد الجوانب، فالاستثمار سيكون أقل في جانب آخر حتمًا. ليس من قبيل الصدفة أن تتكاثر الأرانب بأعداد هائلة، وتموت وهي لا زالت صغيرة السن؛ كل تلك الطاقة التي جرى ضخها لتكاثر النسل يقابلها ضخ طاقة أقل لصيانة الجسد وإطالة العمر. لذلك يمكن أن يشكر التيرانوصور- ريكس رأسه الكبير ذي الأسنان الكريهة والأطراف الخلفية القوية على ذراعيه ويديه الضعيفتين. حتى الديناصورات لم تستطع الحصول على كامل الطاقة.

يستخف البشر بهذا المبدأ الأساسي والمتطور للتقشف. إن أدمغتنا كبيرة جدًا، لدرجه أنه حين تجلس أثناء قراءة هذا المقال، فإن الأوكسجين التي تتنشقه من كل رابع شهيق يذهب لتغذية دماغك فقط. مع ذلك، يمتلك البشر أطفالًا أكبر حجمًا، ويتكاثرون بأعداد أكثر، ويعيشون لفترة أطول، وينشطون بدنيًا أكثر من أي من أقربائنا القردة. إن مخيمات «هادزا» المليئة بالأطفال المتعافين، وبالرجال والنساء الأقوياء في الستينات والسبعينات من العمر، يسودها فوضى مبهجة. لذلك تطرح وفرة الطاقة لدينا لغزًا تطوريًا؛ فالبشر متشابهون وراثيًا وحيويًا مع الثدييات العليا، لدرجة أن الباحثين افترضوا منذ فترة طويلة أن عملية الأيض لدينا متشابهة أيضًا. لكن إذا كان استهلاك الطاقة محدود مثلما تشير الدراسة على «هادزا» وغيرها من الدراسات، فكيف يمكن لعملية الأيض غير المرنة والمماثلة لنظيرتها لدى القردة، أن تعالج كل السعرات الحرارية اللازمة لدعم سماتنا البشرية باهظة التكلفة البيولوجية؟

في أعقاب دراستنا الموسعة والمقارنة لعلم الطاقة الحيوية لدى الرئيسيات، شرعنا أنا وزملائي في التساؤل عما إذا كانت مجموعة السمات البشرية ذات التكلفة الحيوية، تكيفت مع التغيير التطوري بالجملة في فسيولوجيا التمثيل الغذائي. وجدنا في تلك الدراسة أن القردة تحرق يوميًا نصف عدد السعرات الحرارية فقط التي تحرقها مثيلاتها من الثدييات الأخرى. إن معدلات الأيض المنخفضة لدى الرئيسيات تتماشى مع معدلاتهم البطيئة في النمو والتكاثر. وعلى

عكس ذلك، من المحتمل أن يتم ربط التكاثر الأسرع وغيره من السمات البشرية باهظة التكلفة الحيوية بتطور معدل الأيض المرتفع. كان كل المطلوب لاختبار هذه الفكرة هو الحصول على مجموعة من قردة الشمبانزي المضطربة، وقردة بونوبو المراوغة، وقردة الأورانغوتان (إنسان الغاب) من ذوات المزاج البلغمي (الهادئ والخامل)، والغوريلا المتقلبة المزاج، كي تشرب جرعات من الماء مضاعف الوسم بحرص دون هدر، وأخذ عينات قليلة من بولها. في جولة علمية استثنائية، عمل زملائي «ستيف روس» و«ماري براون»، في حديقة حيوانات لنكولن بارك في شيكاغو، مع مقدمي الرعاية والأطباء البيطريين من أكثر من 12 حديقة حيوان عبر الولايات المتحدة الأمريكية على سحب تلك العينات. استغرق الأمر سنتين، لكنهم تمكنوا من جمع بيانات كافية عن استهلاك القردة الكبير للطاقة، وذلك للوصول إلى مقارنة قوية مع البشر.

من المؤكد أن البشر يحرقون يوميًا سعرات حرارية أكثر من أي من أقربائنا القدامى من القردة. حتى بعد تفسير آثار حجم الجسم ومستوى النشاط وعوامل أخرى، يستهلك البشر نحو 400 سعرة حرارية في اليوم أكثر من الشمبانزي وقردة بونوبو، أما الفوارق مع الغوريلا وقردة الأورانغوتان لا تزال أكبر. تمثل هذه السعرات الحرارية الإضافية العمل الإضافي الذي تقوم به أجسامنا لدعم أدمغتنا الأكبر حجمًا، وإنتاج المزيد من الأطفال والحفاظ على أجسامنا كي نعيش حياة أطول. لا يعود الأمر ببساطة إلى أننا نأكل أكثر من القرود

(على الرغم من أننا نفعل ذلك أيضًا)؛ وكما نعلم جميعنا جيدًا، إن تكديس السعرات الحرارية الزائدة في جسم غير مجهز لاستخدامها يؤدي إلى السمنة المفرطة. تطورت أجسادنا، وصولًا إلى مستوى الخلايا، لحرق الطاقة بشكل أسرع وإنجاز المزيد من الأعمال أكثر من أقربائنا من القردة. لم يكن التطور البشري بدون مقايضات: جهازنا الهضمي أصغر ويكلفنا سعرات أقل من القرود الأخرى، التي تحتاج إلى أمعاء كبيرة وبكلفة حيوية أعلى لهضم وجباتها الغذائية المليئة بالألياف والمرتكزة على النباتات. لكن التغييرات الحاسمة التي تجعلنا بشرًا يغذيها التحول التطوري في محرك التمثيل الغذائي.

• ثروات مشتركة

في وقت متأخر بعد الظهيرة، انعطف مسارنا نحو المخيم، كان «مواساد» يتطلع إلى الأمام بدلًا من البحث على الأرض. كنا متجهين نحو مكان إقامتنا بدون الزرافة. هنا كان الخطر الأساسي في الاستراتيجية البشرية عالية الطاقة: كانت العودة للمنزل بيد فارغة أكثر احتمالًا وله عواقبه. يصعب الحصول في البرية على الكثير من الأطعمة الغنية بالطاقة التي نحتاجها لتغذية تمثيلنا الغذائي السريع، ما يزيد من استهلاك الطاقة خلال البحث والعثور على الطعام، ويزيد من خطر مجاعة الرجال والنساء الباحثين عن الطعام، وكذلك أطفالهم المنتظرين في المخيم.

من حسن حظ «مواساد» أن البشر طوَّروا بعض الحيل لدرء الجوع. نحن الأنواع الوحيدة التي تعلمت الطهي، ما يزيد من القيمة

الحرارية للعديد من الأطعمة ويجعلها فعَّالة أكثر في الهضم. تُحوِّل مهارتنا في استخدام النار الخضروات الجذرية غير الصالحة للأكل -من البطاطا الحلوة في المتاجر المحلية، إلى درنيات «هادزا» البرية- إلى قنابل حقيقية من النشاء. لقد تطورنا لنكون بدناء أيضًا. نحن على دراية جيدة بهذا من أزمة السمنة المفرطة في الغرب، ولكن البالغين من شعب «هادزا»، استنادًا إلى أي معيار إنساني، يحملون ضعف كمية الدهون الموجودة لدى حيوانات الشمبانزي المتجولة في حدائق الحيوان. على الرغم من أن الأمر ينطوي على كثير من المشاكل في عصرنا الحديث، إلا أن ميلنا إلى تخزين الدهون يتطور على الأرجح مع عملية الأيض البشرية الأسرع، لنصبح مخزنًا مؤقتًا للطاقة يساعدنا على تجاوز الأوقات العِجاف.

تعامدت أشعة الشمس الذهبية المحرقة فوق الأشجار، وأذابت أجسادنا أثناء عودتنا إلى المخيم. اتجهت أنا وديف نحو الخيام، في حين اتجه «مواساد» و«نيجي» إلى عائلاتيهما في الأكواخ، وكنا سعداء بالعودة إلى المنزل. فعلى الرغم من أن الزرافة لا تزال مفقودة، لم يشعر أحدًا بالجوع في ذلك المساء. بدلًا من ذلك، مع القليل من الضجيج والمشاعر المتيقظة، نشر المخيم أحد أكثر أسلحة النوع البشري إبداعًا وقوة ضد الجوع: المشاركة. تعد مشاركة الطعام أمرًا أساسيًا للتجربة البشرية، الخيط المشترك لكل حفلة شواء، ولكل مناسبة، أو حفل بلوغ. نحن نعتبرها أمرًا مسلمًا به، لكنها جزء فريد وأساسي من ميراثنا التطوري، على عكس القردة العليا التي لا تتشارك.

إلى جانب متطلباتنا الغذائية وتثبيت الدهون، ربما يكون التأثير الأكثر عمقًا لاستهلاكنا المتزايد من الطاقة هو تلك الضرورة الإنسانية للعمل معًا؛ إن تطور عملية الأيض الأسرع بين الأنواع ربطت ثرواتنا بعضها ببعض، الأمر الذي يتطلب منا التعاون أو الموت. بينما جلست مع ديف وبريان، نسردُ مغامرات اليوم وأمامنا السردين المعلب ورقائق البطاطس، أدركت أنني ما كنت لأجتاز الأمر بأي طريقة أخرى. انتفت المشكلة رغم عدم وجود الزرافة.

- نُشرت هذه المقالة للمرة الأولى في مجلة «ساينتيفيك أميريكان» في فبراير 2017.

2.1 الحقيقة المُلتبسة عن خسارة الوزن

بقلم: سوزان ب. روبرتس وساي كروبا داس

يعد وباء السمنة العالمي أحد أكبر التحديات الصحية التي تواجه البشرية. فقد عانى نحو 600 مليون شخص أو 13 في المائة من البالغين في العالم، من السمنة عام 2014، وتخطوا ضعف العدد في جميع أنحاء العالم منذ عام 1980. ويعاني حاليًا 37 في المائة من البالغين الأمريكيين من السمنة، في حين يعاني 34 في المائة من الوزن الزائد. إذا استمرت الاتجاهات الحالية على ما هي عليه، يتوقع خبراء الصحة إصابة نصف الشعب الأمريكي بالسمنة بحلول عام 2030.

لو كان بإمكان بدعة الأنظمة الغذائية، وبرامج تلفزيون الواقع، وقوة الإرادة، أن تحدث تغييرًا في المشكلة، لكنَّا شهدنا تغييرًا حتى الآن. مع ذلك، تُعدُّ السمنة المفرطة (تتميز بالدهون الزائدة في الجسم وتحدد نسبتها من 120 في المائة وما فوق من الوزن المثالي) معقدة للغاية، إذ لا يمكن علاجها عن طريق الحلول السريعة. ليس من السهل معرفة سبب تناولنا لأنواع معينة من الطعام، وكيف يتحكم الجسم في الوزن، وأفضل السبل لحمل الأشخاص على تغيير العادات غير الصحية. قضى مختبرنا العقدين الماضيين في محاولة تطوير طرق

أكثر فاعلية لعلاج السمنة المفرطة والحفاظ على الوزن الصحي، مع كل ما يسمح به العلم من الدقة والصرامة.

تحدينا في عملنا الكثير من المعتقدات المألوفة، وفتحنا الأبواب أمام نظم جديدة. أظهرنا، على سبيل المثال، أن التمرين الرياضي ليس أهم ما يمكنك التركيز عليه حين تريد إنقاص وزنك -على الرغم من أن له العديد من الفوائد الصحية الأخرى- بما في ذلك الحفاظ على وزن صحي. وشكك العديد من الخبراء، وكما أثبتنا نحن وآخرون، بأن ما تأكله ومقدار ما تأكله يلعبان دورًا أكبر بكثير في تحديد ما إذا كنت ستتخلص من كيلوغرامات محددة أم لا. وبحثنا بالعمق أكثر، فأظهر بحثنا أن مختلف الأشخاص يفقدون الوزن بطرق أكثر نجاعة مع الأطعمة المختلفة. يتيح لنا هذا الوعي إنشاء خطط فردية لفقدان الوزن تعمل أفضل بكثير من إبداء نصيحة واحدة لتناسب الجميع.

نعتقد أن هذا الوعي الجديد يمكن له أن يحسن صحة ملايين الأشخاص حول العالم. إذ تزيد السمنة خطر الإصابة بجميع الأمراض الرئيسية غير السارية، بما في ذلك مرض السكري من النوع الثاني وأمراض القلب والسكتة الدماغية وأنواع عديدة من السرطانات، ما يكفي لتقليل عمر الشخص المحتمل بمقدار 14 عامًا. كما تُظهِر الأبحاث أن الوزن الزائد يتعارض أيضًا مع قدرة أجسامنا على مكافحة الالتهابات، ومع النوم بعمق ومع الشيخوخة المتعافية، بالإضافة إلى مشاكل أخرى. لقد آن الأوان بعد انتظار طويل أن نفهم كيف نكافح هذا الوباء.

• **كفاءة استهلاك الوقود**

يمكن اختزال خسارة الوزن بصيغة حسابية بسيطة: اِحرق سعرات حرارية أكثر مما تستهلك. لعقود طويلة، توصل خبراء الصحة إلى أنه لا يهم كثيرًا كيف عجزت عن حل هذه المعادلة: بما أنك حصلت على العناصر الغذائية المناسبة، يمكنك أن تفقد وزنك بأمان إذا أضفت المزيد من التمارين الرياضية وقلَّلت استهلاك الطعام. لكن هذا الافتراض لا يأخذ بعين الاعتبار تعقيدات علم وظائف الأعضاء البشرية وعلم النفس، وسرعان ما ينهار عند اختباره بمواجهة تجارب العالم الواقعي. إن تصنيف النتائج بتفاصيلها، ووضع إدارة الوزن على أساس علمي أدق، استغرق وقتًا أطول بكثير، وتطلب مدى أوسع من الخبرة أكثر مما توقعه أي شخص.

ركزت خطوتنا الأولى، التي بدأت في تسعينيات القرن العشرين، على تحديد المتطلبات الأساسية: ما مقدار الطاقة المطلوبة لتغذية جسم الإنسان العادي؟ ليس من السهل الإجابة عن هذا السؤال المباشر. يحصل الأشخاص على طاقتهم من الطعام بالطبع. لكن كي يستخدم الأفراد تلك الطاقة، على الجسم أن يفتت جزيئات الطعام أو يستقبله ليصبح بمثابة البنزين في السيارة. يساعد الأوكسجين الذي نتنفسه على حرق هذا الوقود، ثم يصار إلى تخزين كل ما لم يستخدم على الفور في الكبد مثل الغليكوجين (شكل من أشكال الكربوهيدرات) أو الدهون. وحين لا تتوفر مساحة إضافية في الكبد، يتخزَّن الفائض في مكان آخر في الخلايا الدهنية، بالإضافة إلى ذلك، ينتج التمثيل

الغذائي ثاني أكسيد الكربون، الذي نزفره، وننتج غيره من الفضلات مثل البول والبراز. تجري العملية على مستويات مختلفة من الكفاءة لدى الأفراد على اختلافهم، وتحت ظروف مختلفة لدى الفرد نفسه.

لفترة طويلة، كانت أفضل طريقة لقياس الاستهلاك البشري للطاقة هي بجعلهم يعيشون مدة أسبوعين في مختبر متخصص، مثل مختبرنا؛ إذ يمكن للباحثين قياس كل ما يتناوله هؤلاء الأشخاص وتتبُّع أوزانهم. هناك طريقة أخرى تتمثل بوضع المتطوعين في غرفة مغلقة (تسمى المسعَر) لقياس الأوكسجين وثاني أكسيد الكربون أثناء عمليتي الشهيق والزفير. يمكننا تقييم متطلبات الجسم من الطاقة الأساسية من هذه القياسات. لا يعد أي من الطريقتين مناسبًا للغاية، ولم يفلح أي منهما في محاكاة ظروف الحياة اليومية أيضًا.

هناك نهج أكثر سهولة يعتمد على ما يُسمى بالماء مضاعف الوسم، والذي يحتوي على كميات ضئيلة من الديوتيريوم والأوكسجين 18، وكلاهما من النظائر غير الضارة وغير المشعة. على مدى أسبوع إلى أسبوعين، بعد أن يشرب الشخص ماءً مضاعف الوسم، يفرز الجسم الديوتيريوم وبعض الأوكسجين 18 في البول. (ما تبقى من الأوكسجين 18 يزفره الجسم كثاني أكسيد الكربون). ثم يأخذ الباحثون عينات من البول ويقارنون مدى سرعة اختفاء هذين النظيرين من الجسم خلال ذلك الوقت. باستخدام هذه البيانات، يتمكن الباحثون من حساب عدد السعرات الحرارية التي يحرقها الفرد دون تعطيل نمط حياته اليومي.

طُوِّرت هذه الطريقة في خمسينيات القرن الماضي؛ لكن على مدى عقود عدة كان الماء مضاعف الوسم باهظ التكلفة لاستخدامه في الاختبارات على البشر. وبحلول الثمانينيات، انخفضت الأسعار وأصبحت هذه التقنية مناسبة، على الرغم من مرور أوقات اضطر فيها مختبرنا إلى إنفاق ما يصل إلى 2000 دولار لإجراء قياس واحد. نتيجة لذلك، استغرق الأمر أكثر من 20 عامًا لتجميع بيانات كافية، نستدل من خلالها على مقدار الطاقة التي يحتاجها الجسم لتجنب زيادة الوزن أو خسارته.

ساعدتنا هذه التجارب -التي أجرتها مجموعتنا وغيرها- على التوصل إلى أن البشر لا يحتاجون إلى الكثير من السعرات الحرارية للبقاء نشطاء وبصحة جيدة، وإن أي استهلاك زائد للطعام يؤدي بسرعة إلى زيادة الوزن. في هذا الصدد، نحن البشر مثل كثير من الرئيسيات الأخرى، بما في ذلك الشمبانزي وقردة الأورانغوتان (إنسان الغاب)؛ إذ يحتاج الذكر البالغ ذو الوزن الصحي والطول المعتاد في الولايات المتحدة حاليًا إلى نحو 2500 سعرة حرارية يوميًا للحفاظ على وزنه، في حين تحتاج الأنثى البالغة والمتناسقة الوزن إلى نحو 2000 سعرة حرارية. (يتجه الرجال إلى استخدام المزيد من السعرات الحرارية لأن لديهم في المتوسط أجسامًا أكبر حجمًا وكتلة عضلية أكبر).

على النقيض من ذلك، أظهرت الدراسات أن الأجناس المتنوعة مثل الأيل الأحمر (بلغ متوسط وزن الأنثى البالغة ست سنوات 100

كلغ في تجربة واحدة)، والفقمات الرمادية (بلغ متوسط وزنها 120 كلغ بالتجربة على ثلاث إناث بالغات) تحتاج سعرات حرارية مرتين إلى ثلاث مرات أكثر من القردة العليا، لكل كلغ للحفاظ على حجمها.

يُعدُّ انخفاض متطلبات الأمريكيين من السعرات الحرارية بسبب قلة النشاط والحركة في يومياتهم عمومًا فرضية مغرية؛ لكن الباحثين وثقوا احتياجات مماثلة من السعرات الحرارية حتى لدى السكان الأصليين الذين يعيشون حياة عالية النشاط. قاس «هيرمان بونتزر» من كلية هانتر وزملاؤه حاجة سكان «هادزا» في شمال تنزانيا من السعرات الحرارية، وهم جماعة من الصيادين وجامعي الثمار، ووجدوا أن الرجال يحتاجون إلى 2649 سعرة حرارية في المتوسط يوميًا. في حين تميل نساء «هادزا»، مثل الرجال، إلى أن يكُنَّ أصغر حجمًا من نظيراتهن في المناطق الأخرى، وكُنّ بحاجة إلى 1877 سعرة حرارية فقط. ووجدت دراسة أخرى عن سكان «ياكوت» الأصليين في سيبيريا أن متطلباتهم من السعرات الحرارية تصل إلى 3103 سعرة للرجال و2299 سعرة للنساء. كما تبيَّن أن أفراد شعب «أيمارا» الذين يعيشون في جبال الأنديز يحتاج الرجل منهم إلى 2653 سعرة حرارية يوميًا، مقابل 2342 سعرة حرارية للمرأة.

على الرغم من أن متطلباتنا من السعرات الحرارية لم تتغير، تشير البيانات الحكومية إلى أن الأميركيين يستهلكون في المتوسط 500 سعرة حرارية إضافية (أي ما يعادل شطيرة دجاج مشوي أو شطيرتين من تاكو اللحم البقري في مطعم للوجبات السريعة) يوميًا، مقارنة

بما كان عليه الحال في السبعينيات. فزيادة طفيفة مقدارها من 50 إلى 100 سعرة حرارية في اليوم -أي ما يعادل كعكة صغيرة محلاة أو اثنتين- يمكن أن ينتج عنها سنويًا زيادة في الوزن من كلغ واحد إلى ثلاثة كيلوغرامات. ويتحول ذلك بسهولة من 10 إلى 30 كلغ بعد عقد من الزمن. فهل من الغريب إذن أن يعاني أغلبنا من زيادة الوزن أو السمنة؟

• السعرات الحرارية المركبة

إن معادلة الحفاظ على وزن ثابت -لا تستهلك سعرات حرارية أكثر من احتياجات الجسم للدفء والوظائف الرئيسية والنشاط البدني- هي مجرد طريقة أخرى للقول إن القانون الأول للديناميكا الحرارية لا يزال قائمًا بالنسبة للأنظمة البيولوجية: ينص هذا القانون على أن الطاقة الكلية للنظام المغلق (الجسم في هذه الحالة) هي المجموع الكلي للطاقة الداخلية المبذولة أو المخزنة فيه. لكن لا يوجد في هذا القانون ما يشترط على الجسم استخدام جميع مصادر الغذاء بالكفاءة نفسها. يقودنا ذلك إلى بحث ما إذا كانت جميع السعرات الحرارية تساهم في زيادة الوزن بمستوى متكافئ أم لا.

تتطور الأبحاث في هذا المجال، وكي نفهم أسباب استغراقنا وقتًا طويلًا للحصول على تفسيرات ونتائج مؤكدة، نحتاج إلى العودة عبر التاريخ إلى أواخر تسعينيات القرن التاسع عشر، ومجتمع المتاجر

الممولة والمملوكة من أفراده في كونون بولاية كونكتكت الأمريكية. فقد أنشأ عالم الكيمياء «ويلبور أو. أتواتر»، أول محطة أبحاث في الولايات المتحدة الأمريكية مصممة لدراسة إنتاج واستهلاك المواد الغذائية. في الواقع، كان أتواتر أول من أثبت أن أول قانون للديناميكا الحرارية ينطبق على البشر وكذلك على الحيوانات (اعتقد بعض العلماء في عصره أن البشر قد يكونون استثناءً للقاعدة).

لم يتغير التصميم التجريبي لمختبرات قياس الأيض بدرجة ملحوظة منذ عصر أتواتر. ولتحديد مقدار الطاقة التي يمكن للجسم أن يستمدها من المكونات الرئيسية الثلاثة للغذاء -البروتينات والدهون والكربوهيدرات- طلب أتواتر من بعض المتطوعين الذكور العيش، الواحد تلو الآخر، داخل مسعَر حراري عدة أيام. عمل أتواتر وزملاؤه على قياس كل ما يتناولونه المشاركون، وما خلَّفه الغذاء، بدءًا من ثاني أكسيد الكربون الناتج من زفير المتطوع، وصولًا إلى كميات النيتروجين والكربون والمكونات الأخرى الموجودة في بوله وبرازه. في النهاية، توصل الباحثون إلى أن الجسم يمكنه استخراج نحو أربع سعرات حرارية من الطاقة من كل غرام من البروتينات والكربوهيدرات، وتسع سعرات حرارية من كل غرام من الدهون. (تعرف هذه الأرقام الآن بـ«عوامل أتواتر»).

بالطبع لا نحصل على الطعام على شكل بروتينات أو كربوهيدرات أو دهون نقية؛ فسمك السلمون مثلًا يتكون من البروتين والدهون، في حين يحتوي التفاح على الكربوهيدرات والألياف،

ويحتوي الحليب على الدهون والبروتين والكربوهيدرات والكثير من الماء. اتضح أن الخصائص الفيزيائية للطعام ومكوناته تلعب دورًا في قدرة الجسم الكلية على هضم وامتصاص السعرات الحرارية أكثر مما توقع الباحثون.

في عام 2012، على سبيل المثال، أثبت الباحث «ديفيد باير» من مركز بيلتسفيل لبحوث التغذية البشرية التابع لوزارة الزراعة الأمريكية في ولاية ماريلاند، أن الجسم غير قادر على استخلاص جميع السعرات الحرارية المشار إليها على الملصقات الغذائية من بعض المكسرات، وذلك اعتمادًا على كيفية معالجتها. فعلى سبيل المثال، «يَصعُب هضم اللوز الخام الكامل ذي الحبة الكاملة أكثر مما توقعه أتواتر، لذلك نحصل منه على سعرات حرارية أقل بنسبة الثلث، في حين يمكننا استقلاب جميع السعرات الحرارية الموجودة في زبدة اللوز».

كذلك تُهضم الحبوب الكاملة والشوفان وحبوب الإفطار الغنية بالألياف بكفاءة أقل مما كنا نعتقد. تتبعتْ دراسة أجراها فريقنا أخيرًا، ما حدث حين خضع متطوعون لنظام غذائي من الحبوب الكاملة شمل 30 غرامًا من الألياف الغذائية مقابل طعام أمريكي أكثر نموذجية يحتوي على نصف كمية الألياف. اكتشفنا زيادة في عدد السعرات الحرارية المفقودة في البراز، واضطرابًا في الأيض كذلك. وبلغت هذه التغييرات مجتمعة فائدة صافية تبلغ نحو 100 سعرة حرارية يوميًا، ما قد يكون له تأثير كبير في الوزن على مدى سنوات.

هكذا أثبتنا نحن وآخرون أن السعرات الحرارية غير متساوية كلها، على الأقل بالنسبة للمكسرات وحبوب الإفطار الغنية بالألياف. وفي الوقت الذي يتعلم خلاله العلماء المزيد عن كيفية هضم الأطعمة المختلفة بكفاءة، وكيفية تأثيرها على معدلات التمثيل الغذائي في الجسم، من المحتمل أن نرى بعض الأمثلة الأخرى على مثل تلك الفوارق، والتي تكون كبيرة بما يكفي للتأثير في مدى سهولة أو صعوبة إدارة الأفراد لأوزانهم.

• استهلاك الطاقة

نغالي كثيرًا بخصوص ما نتناوله. إن ما تفعله أجسامنا بالطعام الذي نتناوله ينقلنا إلى الجانب الآخر من معادلة توازن الطاقة، ألا وهو استهلاك الطاقة؛ ويكتشف الباحثون أيضًا قدرًا مدهشًا من التباين هنا.

واحدة من أكثر النصائح شيوعًا التي يحصل عليها الأشخاص، عند محاولتهم إنقاص أوزانهم، هي وجوب الإكثار من ممارسة الرياضة. من المؤكد أن النشاط البدني يساعد على الحفاظ على القلب والدماغ والعظام وأجزاء الجسم الأخرى في حالة صحية جيدة. لكن القياسات التفصيلية التي أجريت في مختبرنا وغيرها أظهرت أن النشاط البدني مسؤول عن نحو ثلث إجمالي استهلاك الطاقة فقط (مع افتراض أن وزن الجسم ثابت). في حين يمثل التمثيل الغذائي الأساسي للجسم -أي الطاقة التي يحتاجها للحفاظ على نفسه أثناء الراحة- الثلثين الآخرين. من المثير للاهتمام، أن مناطق الجسم التي تتطلب أكبر قدر

من الطاقة هي الدماغ وبعض الأعضاء الداخلية مثل القلب والكلى وليس العضلات الهيكلية، على الرغم من أن التدريب القوي يمكن أن يعزز إلى حد طفيف ومتواضع عملية الأيض الأساسي.

يضاف إلى ذلك، أن أي شخص في منتصف العمر يدرك تمامًا أن عملية التمثيل الغذائي تتغير بمرور الوقت، فكبار السن يحتاجون إلى سعرات حرارية أقل للحفاظ على عمل أجسادهم، مما كانوا بحاجة إليه في ريعان شبابهم. إن معدل الأيض يختلف بين الأفراد أيضًا. قاست إحدى الدراسات المنشورة عام 1986 معدلات التمثيل الغذائي لدى 130 شخصًا من 54 أسرة. بعد حساب الاختلافات في العمر والجنس وتكوين الجسم، تبيَّن للمحققين مستوى التباين بين الأسر بنحو 500 سعرة حرارية في اليوم. وكان الاستنتاج الذي لا مفر منه: حين يتعلق الأمر بمعدل الأيض -وقدرتك على خسارة الوزن أو الحفاظ عليه- فإن صلة النسب تُحدِث فرقًا.

لكن لنفترض أنك بدأت تفقد بعض الوزن. بطبيعة الحال، يجب أن ينخفض معدل الأيض ومتطلبات السعرات الحرارية لديك، بعد أن يصبح جسمك أصغر حجمًا، ما يعني أن فقدان الوزن سيتباطأ أيضًا. هذا مجرد أمر فيزيائي: لا يزال القانون الأول للديناميكا الحرارية ساريًا. لكن جسم الإنسان يخضع لضغوط التطور أيضًا، التي كانت ستُفَضِل أولئك الذين يمكنهم التمسك بمخازن الطاقة الخاصة إلى أن يصبحوا أكثر كفاءة في استهلاك الوقود. بالفعل، تظهر الدراسات أن معدل الأيض ينخفض إلى حد ما أكثر مما كان متوقعًا أثناء خسارة

الوزن النشط؛ وما إن يستقر وزن الشخص عند مستوى جديد أقل، يمكن أن يساعد التمرين في إدارة الوزن عن طريق التعويض عن انخفاض متطلبات الطاقة لجسم أصغر حجمًا.

• أدمغة جائعة

الاختلافات في «عوامل أتواتر» ومعدلات التمثيل الغذائي ليست نهاية المطاف. أثبتت مجموعة متزايدة من الأبحاث أن أدمغتنا تلعب دورًا مركزيًا، إذ تنسق الإشارات الواردة من مجموعة واسعة من أجهزة الاستشعار الفسيولوجية في الجسم أثناء تنبيهنا إلى وجود الطعام، ثم يخلق الدماغ أحاسيس الجوع والإغراء للتأكد من أننا نأكل.

بعبارة أخرى، كان دور الجوع منذ زمن طويل يتمثل في إبقائنا أحياء؛ لذلك لا جدوى من محاربته مباشرة. لكن بدلًا من ذلك، إن أحد مفاتيح الإدارة الناجحة للوزن، هو منع حدوث الجوع والإغراء في المقام الأول.

تُظهر اختبارات التغذية ذات الوجبة الواحدة من قبل العديد من المختبرات، بما في ذلك مختبراتنا، أن الوجبات التي تحتوي على نسبة عالية من البروتين أو الألياف أو تلك التي لا تسبب ارتفاعًا مفاجئًا في مستويات السكر في الدم (الغلوكوز) تكون عمومًا أكثر إرضاءً وأفضل في كبح الجوع. (الكربوهيدرات هي المصدر الأكثر شيوعًا للغلوكوز في الدم، لكن البروتينات يمكنها توليده أيضًا). أوضح موجز نشره أحدنا وهو «روبرتس» عام 2000 أن إحراق السعرات

الحرارية في الساعات التي تلي وجبة الإفطار من ضمن ما يسمى المؤشر المرتفع لنسبة السكر في الدم (يعتقد أنها حبوب الإفطار سريعة التحضير) أعلى بنسبة 29 في المائة مما كانت عليه بعد وجبة إفطار ذات مؤشر منخفض لنسبة السكر في الدم (رقائق الشوفان أو البيض المخفوق).

في الواقع، حصل فريقنا أخيرًا على أحدث البيانات الأولية التي توضح أنه من الممكن تقليل الجوع أثناء خسارة الوزن عن طريق اختيار الأطعمة المناسبة. فقبل أن نضع 133 متطوعًا في واحدة من مجموعتين، طلبنا منهم الإجابة على استبيان تفصيلي عن عدد المرات التي كانوا يشعرون فيها بالجوع الشديد. بعد ذلك، أخضعنا هؤلاء الأشخاص عشوائيًا إما لبرنامج إنقاص الوزن الذي يركز على الأطعمة الغنية بالبروتين والألياف ذات مؤشر منخفض لنسبة السكر في الدم (الأسماك والفول والتفاح والخضروات والدجاج المشوي وحبوب القمح، على سبيل المثال) أو إلى «قائمة الانتظار»، التي كانت بمثابة مجموعة المراقبة.

من اللافت للنظر، أنه على مدار ستة أشهر، أبلغ أعضاء المجموعة التجريبية عن انخفاض مستويات الجوع لديهم إلى ما دون المستويات التي قِيست قبل بدء البرنامج، فقد لاحظنا فرقًا في الأوزان أيضًا. وبحلول نهاية الدراسة، فقد المتطوعون ثمانية كيلوغرامات في المتوسط، في حين اكتسبت مجموعة المراقبة ما معدله 0.9 كيلوغرام.

من المثير للاهتمام، أن المجموعة التجريبية شهدت رغبة أقل بتناول الطعام، ما يشير إلى أن ما كان يدركه الدماغ على أنه مصدر متعة تغير. بعد ذلك فحصنا أدمغة 15 متطوعًا وهم يشاهدون صورًا لمجموعة واسعة من الأطعمة. أظهرت النتائج أن مركز المكافأة في الدماغ أصبح أكثر نشاطًا مع مرور الوقت لدى أفراد المجموعة استجابةً لصور الدجاج المشوي والسندويشات من القمح الكامل والحبوب الغنية بالألياف. في الوقت نفسه، صارت أدمغتهم أقل استجابة لصور البطاطس المقلية والدجاج المقلي والسكاكر والشوكولاتة وغيرها من الأطعمة المسببة للسمنة.

• معادلة الطاقة

تنطبق قوانين الديناميكا الحرارية على الكائنات البيولوجية مثل أي شيء آخر في هذا الكون. إن عدد السعرات الحرارية التي نمتصها من الطعام يجب أن يساوي عدد السعرات الحرارية التي يحرقها الجسم أو يخزنها. لكن أبسط الطرق لتحقيق التوازن في هذه المعادلة ليست بالضرورة الأكثر صحة في الحياة. لا يقوم الأفراد، على سبيل المثال، بمعالجة جميع الأطعمة على نحو فعال أو متكافئ. ويحتاج الأشخاص المختلفون إلى كميات مختلفة من الطاقة للحفاظ على نشاط أجسادهم.

• الحمية الغذائية الشخصية

إن الاختلافات في خصائص الأطعمة التي تكبح الجوع، وكفاءة امتصاصها، والقدرة الحقيقية، وإن كانت محدودة، لعملية الأيض

في التكيف مع التغيرات في استهلاك الطاقة، تجعل إدارة الوزن نظامًا معقدًا. نحن نستمر في إيجاد ظروف خاصة تؤثر على مختلف الأشخاص إلى حدٍّ متباين. على سبيل المثال، ثبت أن غالبية الأفراد الذين يعانون من السمنة يفرزون مستويات أعلى نسبيًا من الأنسولين، وهو الهرمون الذي يساعد الجسم على استقلاب الغلوكوز. تؤدي هذه المقاومة المسماة بمقاومة الأنسولين إلى مجموعة من المشكلات الأيضية الأخرى، مثل زيادة خطر الإصابة بالنوبات القلبية أو الإصابة بالنوع الثاني من مرض السكري. حين وضعنا مجموعة الأشخاص في برنامج إنقاص الوزن لمدة ستة أشهر، ضمن نظام غذائي يحتوي على المزيد من البروتين والألياف، ونسبة أقل من الكربوهيدرات، بمؤشر منخفض لنسبة السكر في الدم، وجدنا أنهم فقدوا وزنًا أكبر مما كان يمكن فقدانه أثناء نظام غذائي عالي الكربوهيدرات مع ارتفاع مؤشر نسبة السكر في الدم. وعلى النقيض من ذلك، فإن الأشخاص الذين لديهم مستويات منخفضة من الأنسولين حققوا نتائج متساوية الجودة في الأنظمة الغذائية، التي كانت أعلى أو أقل في نسبة البروتينات والكربوهيدرات، وكذلك في مؤشر نسبة السكر في الدم.

نساعد اليوم متطوعينا في الدراسة بصورة منتظمة على إنقاص الوزن الزائد وتثبيت الوزن. على الرغم من أن بحثنا الذي أُجري على 133 متطوعًا، ووصفناه سابقًا، استغرق ستة أشهر وتطلب من المشاركين حضور اجتماعات أسبوعية، والرد على رسائل البريد الإلكتروني معظم الوقت، فإن 11 في المائة فقط أوقفوا مشاركتهم في

الدراسة. وبكى بعض المشاركين في لقائهم الأخير مع فريق البحث، تأثرًا بالوداع. هم لم يفقدوا الوزن فحسب، بل حققوا نجاحًا أكبر من توقعاتهم، لدرجة أنهم شعروا بالتحول النفسي والجسدي أيضًا، وعلى حدِّ تعبير أحد المشاركين «لقد نجح العلم».

- نُشرت هذه المقالة للمرة الأولى في مجلة «ساينتيفيك أميريكان» في يونيو 2017.

3.1 الحمية البشرية «الحقيقية»

بقلم: بيتر أنغار

كان البشر يتجادلون بشأن الحمية الغذائية الطبيعية على مدى آلاف السنين، وغالبًا ما وضعوا مسألة التغذي على الحيوانات في إطارها الأخلاقي؛ فلا خيار أمام الأسد، لكننا نمتلك الخيار. خذ الفيلسوف اليوناني القديم فيثاغورس كمثال حين قال: «يا له من خطأ أن يُصنَع اللحم من اللحم!» لم يتغير الجدل كثيرًا بالنسبة للنباتيين أصحاب الخلق الرفيع منذ 2500 عام؛ لكننا نجد أيضًا «سارة بالين»، التي كتبت في مذكراتها تحت عنوان «أن تكون مخادعًا: حياة أمريكية» Going Rogue: An American Life، «إذا لم يُرِد الله لنا أن نأكل الحيوانات، فكيف خلقهم من لحم؟» انظر سفر التكوين (تك 9-3).

إن كان البشر لا يمتلكون أسنانًا أو مخالب مثل الثدييات التي تطورت لقتل الحيوانات الأخرى وأكلها، فهذا لا يعني أنه لا «يُفترض» بنا أن نأكل اللحوم. لقد اخترع أسلافنا الأوائل أسلحة وأدوات للقطع بدلًا من الأسنان الحادة المشابهة لأسنان آكلي اللحوم. لا يوجد تفسير على أكل اللحوم سوى عظام الحيوانات الأحفورية المليئة بعلامات القطع بالأدوات الحجرية في مواقع التنقيب والحفريات. هذا الأمر

يعطي فكرة واضحة عن جهازنا الهضمي البسيط، الذي يشبه تقريبًا الأجهزة الهضمية التي تطورت لمعالجة كميات كبيرة من الأطعمة النباتية الغنية بالألياف.

على الرغم من الدعوة المنتشرة لمقاطعة الكربوهيدرات، يظل الغلوتين مكونًا طبيعيًا. يوجد الكثير من الأدلة على أن الحبوب كانت مواد أساسية، على الأقل بالنسبة لبعض البشر، قبل فترة طويلة من بداية تدجينها وزراعتها. فلقد تناول الأشخاص، في الموقع الأثري «أوهالو الثاني» على شاطئ بحر الجليل، القمح والشعير خلال ذروة العصر الجليدي الأخير، أي قبل أكثر من 10 آلاف عام على بدء زراعة هذه الحبوب. حتى أن علماء الحفريات القديمة عثروا على حبيبات نشاء عالقة في جير أسنان أحد أفراد فصيلة الإنسان البدائي «نياندرتال» البالغ عمره 40 ألف عام، شكلها يتميز عن الشعير والحبوب الأخرى، والضرر الناتج عن طهيها. لذلك ليس هناك أي جديد بشأن استهلاك البشر للحبوب.

يعود بنا ذلك إلى الحمية في العصر الحجري القديم. بصفتي عالم أنثروبولوجي، غالبًا ما يُطرح عليَّ السؤال بخصوص أفكاري عن تلك الحميات الغذائية القديمة. لست حقًا من أنصارها، فأنا أحب البيتزا والبطاطس المقلية والآيس كريم كثيرًا. مع ذلك، بنى معلمو النظم الغذائية قضية متماسكة عن التنافر بين ما نأكله اليوم وما استنبطه أسلافنا من أطعمة. الفكرة هي أن حميتنا الغذائية تغيرت بسرعة كبيرة، إلى درجة تجعل جيناتنا عاجزة عن مواكبتها؛ يقال إن

النتيجة هي «متلازمة التمثيل الغذائي»، أي مجموعة من المشاكل تشمل ارتفاع ضغط الدم، وارتفاع مستوى السكر في الدم، والسمنة المفرطة، ومستويات الكوليسترول غير الطبيعية. إنها حجة مقنعة، فكر مثلًا بما يحدث إذا وضعت زيت الديزل في سيارة مصممة للبنزين العادي. يمكن أن يتسبب الوقود الخاطئ في إحداث فوضى في النظام، وهذا ينطبق على ملء السيارة أو ملء جوفك بالطعام الخاطئ.

من المنطقي وغير المستغرب أن تظل حمية العصر الحجري شائعة إلى حد كبير. هناك العديد من المتغيرات بشأن الفكرة العامة؛ لكن الأطعمة الغنية بالبروتين وأحماض أوميغا 3 الدهنية تظهر مرارًا وتكرارًا. إن لحوم الأبقار التي تتغذى على العشب صحية وكذلك الأسماك، وينبغي أن تأتي الكربوهيدرات من الفواكه والخضروات الطازجة غير النشوية. من ناحية أخرى، يجب الاستغناء عن محاصيل الحبوب والبقوليات ومنتجات الألبان والبطاطس والأطعمة عالية التكرير والمعالجة. الفكرة هي أن نأكل مثل أسلافنا في العصر الحجري، أي سلطات السبانخ مع الأفوكادو والجوز وشرائح الديك الرومي وما شابه ذلك.

أنا لست أخصائي تغذية، ولا يمكنني التحدث بثقة وبإقناع عن تكاليف وفوائد الأنظمة الغذائية في العصر الحجري الغابر، لكن يمكنني التعليق على أسس تطورها. من وجهة نظر علم الحفريات القديمة، يُعتبر النظام الغذائي في العصر الحجري خرافة. يتعلق اختيار الطعام بما هو متاح للأكل، وكيف طورت الأجناس البشرية

أنواع طعامها. مثلما تنضج الثمار، وتزهر الأوراق، وتتفتح الأزهار وفق التوقعات في أوقات مختلفة على مدار العام، تنوعت الأطعمة المتاحة لأسلافنا بمرور الوقت، مع تغير العالم من حولها من دافئ ورطب إلى بارد وجاف، ثم عاد مرة أخرى لصورته الأولى. هذه التغييرات الطبيعية بدورها وجهت تطورنا.

لنفترض أننا تمكنًا من إعادة تكوين التركيبة الغذائية للأطعمة التي تناولتها أنواع معينة من الإنسان القديم (ولا يمكننا ذلك)، فلن تكون المعلومات ذات جدوى لتخطيط قائمة ترتكز على نظامنا الغذائي القديم، وذلك لأن عالمنا في تغير مستمر، وكذلك النظام الغذائي لأسلافنا. إن التركيز على مرحلة واحدة في تطورنا سيكون عديم الجدوى. نحن في عمل مستمر. من المؤكد أيضًا أن أشباه البشر الذين انتشروا في كل مكان، وأولئك الذين عاشوا في الغابة بجوار النهر كان لديهم نظامًا غذائيًا مختلفًا عن أبناء عمومتهم الذين يعيشون على شاطئ البحيرة أو في حقول السافانا المفتوحة.

ماذا كانت مكونات الحمية الغذائية البشرية لأسلافنا؟ لا معنى للسؤال نفسه. خذ بعين الاعتبار مثلًا بعض الصيادين وجامعي الثمار الجدد الذين ألهموا عشاق النظام الغذائي من العصر الحجري. لقد عاش شعب «تيكيغاغميوت» في شمال الدائرة القطبية الشمالية، جنوب غربي ألاسكا، على البروتين والدهون من الثدييات البحرية والأسماك بالكامل تقريبًا، في حين أخذ شعب «غوي سان» أو «بوشمن» في وسط كالاهاري في بوتسوانا الإفريقية، ما يقرب من 70 في المائة

من سعراتهم الحرارية من البطيخ الغني بالكربوهيدرات والسكر والجذور النشوية. تمكن جامعو الطعام التقليديين في الجماعات البشرية القديمة من كسب العيش من مواطن الحياة الأوسع التي أحاطت بهم، بما حوته من مجموعة متنوعة ورائعة من البيئات، بدءًا من خطوط العرض شبه القطبية ووصولًا إلى المناطق الاستوائية. نتيجة لذلك يمكن لقلة من أنواع الثدييات الأخرى أن تحتج على هذا الادعاء، إذ أن هناك القليل من الشك في أن التنوع الغذائي كان مفتاح النجاح الذي حققناه.

- نُشرت هذه المقالة للمرة الأولى في مجلة «ساينتيفيك أميريكان» الإلكترونية في أبريل 2017.

4.1 العقل يتحكم بالأكل: جراحات علاج السمنة وصِلة الجهاز الهضمي - الدماغ

بقلم: بريت ستيتكا

كان الطبق الأول من البيض المخفوق تجربة فائقة بالنسبة إلى تيريزا. فقدت منسقة التمريض بالمركز الطبي في جامعة «ستانفورد»، والبالغة 41 عامًا شهيتها تمامًا في الأيام التي تلت الجراحة. تناولت السوائل فقط بناءً على طلب الجراح، وحين استعادت رغبتها بالأكل، بدا الأمر كما لو أن علاقتها بالطعام قد تغيرت جذريًا.

كان البيض أول وجبة صلبة تناولتها تيريزا بعد أربعة أسابيع، بمثابة كشف غير مسبوق: بسيط، ناعم، وزبدي القوام. اندهشت من رضاها التام عن هذه الوجبة. فقدت الرغبة المفرطة في تناول الحلويات والأطعمة المملحة. لم تعد البطاطس المقلية والحلويات الدسمة تغريها. عادت رغبتها بتناول الطعام، وإنما للمرة الأولى في حياتها، صار تناول الطعام «الصحي» سهلًا بالنسبة لها.

خضعت تيريزا لعملية تكميم المعدة، وهي واحدة من مجموعة عمليات -تُعرف باسم جراحات علاج البدانة- تتحكم بالمعدة والأمعاء

لتعزيز خسارة الوزن. وما أثار دهشتها كان التغيير الكامل في رغباتها المفرطة لتناول الطعام، ما اعتبرته تيريزا نتيجة إيجابية تفوق خسارتها للوزن الزائد، بعد العملية الجراحية التي خضعت لها عام 2012.

عانت تيريزا من زيادة وزنها منذ الطفولة. لم تمكنها سنوات العلاج بالهرمونات أثناء محاولتها إنجاح الحمل، ولا بعد حصول الحمل من تخفيف وزنها. تتذكر تيريزا: «قبل أن أعرف تأثير ذلك، كان وزني 270 رطلًا (109 كلغ تقريبًا)، لم أستطع التخلص من الوزن الزائد على الرغم من تجربة كل الطرق: جميع الأنظمة الغذائية، والكثير من التمارين الرياضية؛ صعَّب عليَّ الوزن الزائد رعاية طفلي الصغير». وتستطرد قائلة: «لم أستطع المواظبة على تلبية متطلبات ابني».

يمكن لتكميم المعدة أن يقلص حجمها من حجم كرة القدم إلى حجم موزة، أي تصغيرها بنحو 15 في المائة من حجمها الأصلي. بعد عام واحد على العملية الجراحية -بعد تناول تيريزا طعامًا صحيًا وكميات أقل- انخفض وزنها إلى 150 رطلًا (68 كلغ تقريبًا). وتقول: «في الواقع، كان ذلك قليلًا بالنسبة لي، لكن الجراحة غيرت بالفعل طريقة تناولي للطعام».

طُرحت هذه التقنيات للاستعمال منذ الستينيات، واعتبر الأطباء جراحة علاج السمنة في المقام الأول إصلاحًا ميكانيكيًا؛ وخلصوا إلى الاستنتاج بأن المعدة الأصغر حجمًا لا يمكنها ببساطة تحمل ومعالجة الكثير من الطعام. تمتلئ معدة المريض بسرعة أكبر، فيشعر بالشبع، ويأكل كميات أقل، ونتيجة لذلك يفقد الوزن.

هذه الفكرة صحيحة جزئيًا؛ إذ يعلم العلماء الآن أن الأمر ليس بهذه البساطة. كان فقدان تيريزا للوزن في جميع الاحتمالات ناتجًا عن التغيير الجذري في الرسائل التي يرسلها جهازها الهضمي إلى دماغها، والعكس صحيح. وحفَّز هذا الإجراء الروابط العصبية الجديدة بطرق غير مباشرة، مما غيَّر تفكيرها وشغفها بالطعام.

كشفت العلوم الحديثة أن تنظيم الشهية والتمثيل الغذائي والوزن يحصل من خلال حوار معقد بين الجهاز الهضمي والدماغ؛ حوار تتفاعل فيه التأثيرات الميكانيكية والهرمونات والأحماض الصفراوية وحتى الميكروبات التي تعيش في أمعائنا، مع متاهات الدوائر العصبية. مكَّنت جراحات علاج السمنة العلماء من اكتشاف وتوظيف تلك التفاعلات بل وتغيرها، فهذه العملية الجراحية تساعد الباحثين على رسم خريطة التعامل هذا مع التفاعل المعقد بين عادات الأكل، والرغبة المفرطة، والبحث المحموم عن السعرات الحرارية أثناء الجوع. يمكن أن يكشف هذا العمل أيضًا عن أهداف جديدة -بما في ذلك الميكروبات وربما الدماغ نفسه- التي تجعل العمل الجراحي المحفوف بالمخاطر إجراءً عفا عليه الزمن.

• الدماغ يستجيب للجهاز الهضمي

شعرنا جميعًا بالتأثيرات الجسدية للتواصل بين الجهاز الهضمي والدماغ: آلام المعدة المصاحبة للحب، قرقرة المعدة قبل إلقاء خطاب. تنجم هذه الظواهر عن إشارات يرسلها الدماغ إلى الجهاز الهضمي من خلال الهرمونات والإشارات العصبية.

على العكس من ذلك، يمكن للجهاز الهضمي إرسال إشارات إلى الدماغ أيضًا. في الواقع، يمتد الجهاز العصبي المعوي، المعروف بالعامية باسم الدماغ الثاني، داخل البطن. وتساعد هذه الشبكة العصبية على التحكم بهضم الطعام ودفعه من خلال الجهاز الهضمي الذي يبلغ طوله 30 قدمًا (9.14 أمتار). كما يتواصل مباشرة مع الدماغ من خلال العصب المبهم (الوحيد الذي ينشأ في الدماغ وينتهي في الجهاز الهضمي)، فيربط الدماغ بالعديد من أعضائنا الرئيسية.

ينظم الشهية اثنان من المسارات الرئيسية في نظام الجهاز الهضمي- الدماغ. ويحتوي كلا النظامين على منطقة صغيرة مركزية في الدماغ تسمى منطقة ما تحت المهاد، وهي مصدر إنتاج الهرمونات التي تساعد على مراقبة العديد من العمليات الجسدية.

يلعب المسار الأول دوره أثناء الصيام. تفرز المعدة هرمون غريلين، الذي يحفز منطقة داخل منطقة ما تحت المهاد تسمى النواة المقوسة. تطلق هذه المنطقة الببتيد العصبي Y، وهو ناقل عصبي، يحفز بدوره مراكز الشهية في القشرة الدماغية، وهي الطيات الخارجية للدماغ، ما يدفعنا للبحث عن الطعام. تحسبًا لموعد تناول الطعام، يرسل الدماغ إشارة إلى المعدة عبر العصب المبهم، ليجهزها للهضم. يقول المختص بأمراض الجهاز الهضمي وخبير السمنة في مجموعة «مايو كلينيك» الطبية والبحثية «أندريس أكوستا كارديناس»: «يمكن أن يحدث هذا ببساطة عند رؤية الطعام أو شم رائحته أو التفكير فيه... دماغنا يهيئ جسدنا لتناول وجبة الطعام».

أما المسار الثاني بين الجهاز الهضمي والدماغ، فيثبط شهيتنا. أثناء تناولنا للطعام، يحصل إفراز للعديد من الهرمونات، بما في ذلك الليبتين والأنسولين، وتفرزها الأنسجة الدهنية والبنكرياس والجهاز الهضمي. كل هرمون على حدا، يلعب دورًا من الأدوار العديدة في عملية الهضم والتمثيل الغذائي. من خلال العمل معًا، ترسل هذه الهرمونات إشارة إلى منطقة أخرى في الجزء ما تحت المهاد من دماغنا، فنشعر بالشبع. يخبرنا الدماغ أن نتوقف عن الأكل.

إن حلقة الشهية والشبع تدوم حركتها باستمرار. مع ذلك، تتفاعل مسارات الجوع مع مناطق الدماغ مثل اللوزة الدماغية، التي تشارك في إدراك العواطف والأحاسيس، والحُصين، وهو مركز الذاكرة في الدماغ. لذلك فإن «مشاعرنا الغريزية» و«الأطعمة الباعثة على الارتياح» يقودها المزاج أكثر من مواعيد الوجبات، والحنين لفطيرة الرواند التي تُعدها الجدة. نتيجة تطور عمليات التفكير، أصبح الطعام الآن سياقًا وثقافة. وكما قال الكاتب المسرحي «جورج برنارد شو»: «لا يوجد حب أصدق من حب الطعام».

إن الجلوس لتناول الطعام يثير المتعة بحد ذاته. إذ أن تناول الطعام يشعل دائرة المكافآت، فنأكل من أجل المتعة بغض النظر عن احتياجاتنا الطاقة. هذا الشعور الغريزي بمثابة الذراع لمحور الجهاز الهضمي-الدماغ، ويعتقد العديد من العلماء أنه يساهم في السمنة.

تؤكد أعمال تصوير الدماغ أن الطعام مثل الجنس والمخدرات والمقامرة وغيرها من الرذائل، يمكن أن يدفع على إفراز الدوبامين

بقوة في دوائر المكافأة في الدماغ. يعمل هذا الناقل العصبي كمحفز قوي، يمكن أن يعزِّز تناول الطعام لمصلحته الخاصة بدلًا من الكفاف. وجد الباحثون أن استحسان الفئران الأطعمة السكرية يفوق الكوكايين، أما بالنسبة للبشر، أكدت الطبيبة النفسية «نورا فولكو»، مديرة المعهد الوطني لتعاطي المخدرات، ما يعرفه عشاق الشوكولاتة في كل مكان: يمكن لتأثير الطعام على نظام المكافأة أن يتجاوز الشبع ويحفزنا على الاستمرار في تناوله. تشير هذه النتائج إلى وجود تداخل بيولوجي عصبي بين الإدمان والإفراط في تناول الطعام، فعلى الرغم من أن تناول الطعام يمكن أن يكون إدمانًا صريحًا، إلا أن ذلك يظل مثيرًا للجدل.

• الحل الجراحي

بفضل تدفق الهرمونات الناقلة للرسائل، والناقلات العصبية، يظل عقلنا ومعدتنا على اتصال مستمر. لذا فإن تعطيل هذا الحوار، وهي وظيفة عمليات علاج السمنة، ستكون له عدة عواقب.

أظهرت الأبحاث أنه في الأيام والأسابيع التي تلي جراحة علاج السمنة، تصبح الأطعمة السكرية والدهنية والمالحة أقل استساغة (كما اكتشفت تيريزا). وجدت إحدى الدراسات، التي نشرها في عام 2010، أخصائي الأعصاب بجامعة ولاية لويزيانا «هانز رودولف بيرثود»، أن الفئران فقدت تفضيلها لنظام غذائي غني بالدهون بعد جراحة المجازة المَعِدية. في التسعينيات، أفادت فرق بحثية متعددة

أنه بعد هذه الجراحة، غالبًا ما يفقد المرضى الرغبة في تناول الأطعمة المحلاة والمالحة. في الآونة الأخيرة، وجدت دراسة أعدها عام 2012 فريق باحثين في جامعة «براون» أن المرضى البالغين قلت لديهم الرغبة المفرطة في تناول الحلويات والوجبات السريعة بعد جراحة علاج السمنة. ظهرت أيضًا نتائج مماثلة لدى مرضى من المراهقين خضعوا للجراحة في دراسة عام 2015.

قد ينتج التغير في الاشتهاء المفرط للطعام وفي المذاق، عن التغيرات في إطلاق واستقبال الناقلات العصبية في كامل نظام الجهاز الهضمي-الدماغ. في عام 2016، وجد «هانز رودولف بيرثود» وزملاؤه أن جراحة السمنة لدى الفئران على المدى القصير -نحو 10 أيام بعد المعالجة- تسببت بنشاط عصبي إضافي حفزته الوجبة في مناطق المخ المعروفة بتواصلها مع القناة الهضمية، مقارنة بنشاط الدماغ قبل الجراحة. وعلى وجه التحديد، لاحظوا زيادة النشاط في الاتصال المؤدي من خلايا العصبية المستشعرة للمعدة الموجودة في الدماغ، إلى النواة شبه العضدية الجانبية، وهي جزء من نظام المكافأة في المخ، وكذلك اللوزة الدماغية.

يُعدُّ عالم الكيمياء الحيوية «ريتشارد بالميتر» من جامعة واشنطن خبيرًا في هذا المجال. ففي دراسة نُشرت له في عام 2013 في مجلة «Nature»، استخدمت مجموعته تقنيات تحفيز وراثية وخلوية معقدة -بما في ذلك علم البصريات الوراثي، وهو وسيلة للتحكم بالأنسجة الحية عبر استخدام الضوء- لتنشيط أو تثبيط خلايا عصبية معينة في

مسار النواة شبه العضدية في جذع الدماغ لدى الفئران. وجد هذا العالِم أن تنشيط هذه الدائرة يقلل بشدة من تناول الطعام. لكن إلغاء تنشيطها يجعل الدماغ غير حساس لمزيج الهرمونات التي تشير عادة إلى الشبع، وعليه تستمر الفئران في تناول الطعام.

تفيد دراسات بالميتر بأن إشراك مسار النواة شبه العضدية في جذع الدماغ يساعدنا على كبح شهيتنا. نظرًا لأن المسار نفسه يصبح نشطًا ما بعد الجراحة فوق العادة، فمن المحتمل أن يكون فرط التنشيط الذي اكتشفه بيرثود، جزءًا من جهد المسار الدماغي-الهضمي لتقييم الارتياح ما بعد الجراحة. على حد تعبيره، «يجب على الدماغ أن يتعلم من جديد كيف يكون راضيًا عن الوجبات الأصغر حجمًا».

بعبارة أخرى، إن جراحة علاج السمنة هي بالتأكيد تغيير ميكانيكي: الجسم يحتاج إلى التكيف مع الحجم الأصغر للمعدة، ومع ذلك، من الواضح أن هناك المزيد في القصة. بعد العملية، يصل أغلب الطعام غير المهضوم إلى الأمعاء؛ ويفترض بيرثود أن ذلك سيؤدي إلى استجابة هرمونية تنبه الدماغ لتقليل تناول الطعام. هذه العملية، من شأنها أن تبدِّل نشاط الدماغ استجابةً للأكل. إذا كان بيرثود على صواب، فإن نجاح الجراحة -على الأقل على المدى القصير- قد يكون له تأثير كبير على محور الدماغ-الجهاز الهضمي، وكذلك على حجم معدة الإنسان.

- **العقل الميكروبي**

هناك طرف آخر في الاتصالات المعقدة بين الدماغ والجهاز الهضمي قد يفسر آثار جراحة علاج السمنة. لقد ورَّط خبراء الكائنات الحية الدقيقة تريليونات من الجراثيم، وهي كائنات وحيدة الخلية يعج بها جهازنا الهضمي، باضطرابات لا حصر لها، بما في ذلك العديد من الأمراض التي تؤثر على الدماغ. ويعتقدون أن شركاءنا من تلك الكائنات الحية الدقيقة التي تسكن أجسادنا وموروثاتها، أي «الميكروبيوم»، تسهم في إصابة الجسم بالتوحد وبالتصلب المتعدد والاكتئاب والفصام من خلال تواصلها مع الدماغ، إما بشكل غير مباشر عبر الهرمونات والجهاز المناعي، أو مباشرة من خلال العصب المبهم.

يشير بحث أجراه الأخصائي في أمراض الجهاز الهضمي «لي كابلان»، مدير مركز الوزن بمستشفى ماساتشوستس العام، إلى أن الجراثيم والميكروبات الهضمية قد تلعب دورًا في السمنة. في دراسة نُشرت في عام 2013 الصحيفة الأسبوعية «علم الطب الانتقالي» (Science Translational Medicine)، نقل كابلان وزملاؤه الكائنات الحية الدقيقة المعوية من الفئران التي خضعت لجراحة تحويل مسار المعدة إلى تلك التي لم تخضع للجراحة. وفقدت المجموعة التي خضعت للجراحة ما يقرب من 30 في المائة من وزن الجسم، في حين خسرت الفئران التي زرعت فيها «الميكروبيوم» 5 في المائة من وزنها. (في هذه الأثناء، لم تشهد مجموعة المراقبة التي لم تخضع

لعملية جراحية أي تغير كبير في الوزن). حقيقة أن القوارض يمكن أن تفقد الوزن بدون جراحة، ببساطة عن طريق تلقي الميكروبات المعوية من أقرانها بعد الجراحة، تشير إلى أن هذه المجموعات الميكروبية قد تكون مسؤولة جزئيًا على الأقل عن فاعلية إجراءات علاج السمنة.

وجدت دراسة مماثلة، نشرها في عام 2015 عالم الأحياء «فريدريك باكيد» من جامعة «غوتنبرغ» في السويد، أن نوعين من جراحات علاج السمنة -جراحة المجازة المَعِدية وجراحة رأب المعدة برباط عمودي- أدت إلى تغييرات دائمة في جراثيم الجهاز الهضمي البشري. يمكن تفسير هذه التغييرات بعوامل متعددة، بما في ذلك تغيير الأنماط الغذائية بعد الجراحة، ومستويات الحموضة في الجهاز الهضمي. في الواقع، أن إجراء تحويل المسار أي المجازة، يسبب دخول الطعام غير المهضوم والعصارة الصفراوية (السائل الهضمي ذو اللون الأخضر الفاتح الذي يفرزه الكبد) إلى الأحشاء، أي أبعد بكثير من الأمعاء.

كجزء من البحث نفسه، عمل باكيد وزملاؤه على تغذية عينات من الجراثيم المعوية زرعت في الفئران بعد أخذها من بشر مرضى يعانون من البدانة، بعضهم فقط خضع للجراحة العلاجية. اكتسبت الفئران كلها درجات متفاوتة من الدهون في الجسم، ولكن الفئران المستَعمَرة بعينات من الجراثيم البشرية بعد الجراحة اكتسبت دهونًا بنسبة 43 في المائة أقل.

كيف يمكن للتغيرات في النبيت الجرثومي (الميكروبيوم) داخل أمعائنا أن يبدل تفاعلاته مع محور الدماغ-الجهاز الهضمي، ويؤثر في الوزن؟ على الرغم من أن الإجابة لا تزال غير واضحة، فهناك بعض الأدلة الواعدة.

يمكن أن تنبّه المجموعات الميكروبية المعوية الدقيقة الدماغ عبر إشارات هرمونية وعصبية، تؤثر في تطور الدوائر العصبية المشاركة في التحكم الحركي والقلق. يشتبه باكيد بتأثير مماثل للنبيت الجرثومي المعوي بعد جراحة علاج البدانة، على مناطق الدماغ المرتبطة بالرغبة المفرطة لتناول الطعام والشهية.

يمكن أن يلعب الناقل العصبي السيروتونين دورًا خاصًا أيضًا. يتم إنتاج نحو 90 في المائة من السيروتونين في أجسامنا في الجهاز الهضمي، وفي عام 2015 أفاد باحثون في معهد كاليفورنيا للتكنولوجيا أن بعض هذا الإنتاج يعتمد على الميكروبات، ما يعني أن تغيير الميكروبات يؤدي إلى تغيير إنتاج السيروتونين. قد يحدث ذلك فرقًا كبيرًا، إذ بحسب تأكيد العديد من الدراسات، فإن تحفيز مستقبلات السيروتونين في الدماغ يمكن أن يقلل إلى حد كبير من زيادة الوزن لدى القوارض والبشر.

- **علاج محور الجهاز الهضمي-الدماغ**

من التحولات المصيرية التي تلقى استحسانًا أن جراحة علاج البدانة تسلط الضوء على اتجاهات جديدة في علاج السمنة، التي

تصيب أكثر من 600 مليون شخص في جميع أنحاء العالم. يمكن لبعض هذه الطرق أن تجعل الجراحة باطلة، أو على الأقل اعتمادها في الحالات القصوى. هكذا، تكون السيطرة على محور الجهاز الهضمي-الدماغ في طليعة الخطوات لمكافحة الوزن الزائد.

في عام 2015، على سبيل المثال، وافقت إدارة الغذاء والدواء الأمريكية على جهاز يحفز العصب المبهم لقمع الرغبة المفرطة بتناول الطعام. يزرع الجراح الجهاز المكون من مولد نبض كهربائي وأقطاب كهربائية في بطن المريض، حتى يتمكن من توصيل التيار الكهربائي إلى العصب المبهم. على الرغم من أن طريقة عمله غير معروفة بدقة، فقد وجدت الدراسة التي أدت إلى الموافقة عليه، أن المرضى الذين عولجوا لمدة عام واحد باستخدام الجهاز فقدوا 8.5 بالمائة من وزنهم الزائد، أكثر من أولئك الذين كانوا بدون الجهاز.

يوفر هذا النهج لبعض المرضى بديلًا أقل صعوبة وجورًا من جراحة علاج السمنة؛ لكن في الوقت الحالي، لا تكون محفزات العصب المبهم فعالة مثل العديد من علاجات السمنة الأخرى. في غضون ذلك، يحقق عدد من جراحي الأعصاب البواسل في استخدام تقنية تسمى التحفيز العميق للدماغ. وأقرَّت هذه التقنية في علاج مرض باركنسون، واضطراب الوسواس القهري، من خلال تحفيز مناطق معينة من الدماغ باستخدام أقطاب كهربائية مزروعة. على الرغم من أن البحث لا يزال في مهده، إلا أن مناطق عديدة من الدماغ ظهرت مشاركتها في التحكم في الشهية ما يجعلها أهدافًا محتملة.

يعتقد «أندريس أكوستا كارديناس» من مجموعة «مايو كلينيك» أن العلاج الأفضل للسمنة سيكون ذلك المخصص لكل فرد بشخصه في المستقبل. ويقول: «السمنة هي مرض محور الجهاز الهضمي- الدماغ، وأعتقد أننا بحاجة إلى تحديد أي جزء من هذا المحور أصابه الخلل لدى كل مريض، لكي نعالجه بحسب التشخيص، لذلك أحاول تحديد المرضى الذين يعانون من مشكلة في الجراثيم والميكروبات المعوية أو الهرمونات أو تناول الطعام المتأثر بالعاطفة، كي نتوصل إلى زيادة الاستجابة للعلاج».

درس كارديناس وزملاؤه في عام 2015، العديد من العوامل التي من المحتمل أن تكون مرتبطة بالسمنة، لدى أكثر من 500 شخص أوزان بعضهم طبيعية، ويعاني بعضهم الآخر من الوزن الزائد والسمنة. كان من بين تلك العوامل شبع أفراد الدراسة بسرعة، وخلو المعدة السريع، ومستويات إفراز الهرمون استجابة لتناول الطعام والسمات النفسية. دعمت نتائج كارديناس فكرة وجود أنواع فرعية واضحة للسمنة، وأن سببها وعلاجها المثالي فريد وخاص بكل مريض على الأرجح. فعلى سبيل المثال، 14 في المائة من الأشخاص الذين يعانون من السمنة، بحسب دراسة كارديناس، كان لديهم مكون سلوكي أو عاطفي يوجه توصيات العلاج بعيدًا عن الجراحة والأدوية، وإنما نحو العلاج السلوكي. كما يتوقع كارديناس أن يصار في المستقبل إلى وصف «بروبايوتيك» (مكملات غذائية من البكتيريا الحية أو الخمائر) أو مضاد حيوي، لمرضى السمنة الذين يعانون من نبيت جرثومي (ميكروبيوم) غير طبيعي.

في الوقت الحالي، لم تظهر أدلة مؤكدة بشأن اضطرابات محور الجهاز الهضمي-الدماغ تسببت بالسمنة لدى تيريزا. لكن من الواضح أنها استفادت من الجراحة، وحافظت على وزنها المستهدف والبالغ نحو 72.7 كلغ، لأكثر من أربع سنوات حتى الآن. لم تعد قدماها تؤلمانها، ولديها المزيد من الطاقة، ويمكنها مجاراة ابنها. ومع اعترافها بتسلل الرغبة المفرطة لتناول الطعام إليها بعض الشيء خلال السنوات الأربع، إلا أنها ليست قوية كسابق عهدها، ولكن يمكنها السيطرة عليها إلى حدٍّ كبير.

تذكر تيريزا: «قبل الجراحة، لم أكن قادرة على التحكم بنفسي، ولم أستطع التوقف عن تناول الطعام». وتضيف: «أما الآن إذا وُجدت البطاطس المقلية على مائدة العشاء، قد أتناول القليل منها، وليس عليَّ أن أحرم نفسي. ليس لدي دافع لتناول الطعام بالطريقة السابقة بعد الآن. حتمًا سآخذ نصف وجبتي إلى المنزل».

- نُشرت هذه المقالة للمرة الأولى في مجلة «ساينتيفيك أميريكان مايند» في يوليو/ أغسطس 2017.

القسم الثاني

2. التدخل السلوكي

1.2 لا تتبع حمية غذائية!

بقلم: شارلوت إن. ماركي

جربت صديقتي آن (ليس اسمها الحقيقي) حمية العصر الحجري «باليو» أخيرًا. توقفت عن تناول منتجات الألبان والحبوب والسكريات المكررة والأطعمة المصنعة. بعد ستة أسابيع، فقدت 15 رطلًا (نحو 6.8 كلغ). لكن أثناء ذلك، افتقدت الأوقات السعيدة والسهرات مع قريناتها وحفلات العمل وكل مناسبة قد تغريها لتناول الطعام.

اشتاقت آن لحياتها القديمة، وسرعان ما عادت إلى عاداتها الغذائية السابقة، واكتسبت القليل من الوزن الزائد؛ إنها تجربة مألوفة لديها. فقدت آن الوزن الزائد بعد اتباع العديد من الأنظمة الغذائية، لكنها لم تستطع أبدًا الحفاظ على النظام فترة طويلة. بعد توقفها عن النظام الغذائي المتبع، تعيد قراءة عداد الميزان المتأرجح، ويكون مرتفعًا دائمًا.

إن محنة آن ليست غريبة! ففي فترة زمنية معينة، أفاد واحد على الأقل من كل خمسة بالغين أمريكيين بأنهم يتبعون نظامًا غذائيًا، لكن أغلبهم استمروا باكتساب الوزن. تخبرنا الكثير من الأدلة العلمية أن اتباع نظام غذائي لا يعزِّز استدامة خسارة الوزن، ففي الواقع،

ينتهي الأمر بأصحاب الحمية إلى اكتساب المزيد من الوزن بعد تخليهم عنها.

إذا قلت «الحمية»، فأنا أشير إلى الأنظمة الغذائية التي تعتمد تقليل حصص الطعام، أو الحد الصارم من السعرات الحرارية، أو الاستغناء عن مجموعات غذائية كاملة: الكربوهيدرات أو الدهون أو الحلويات أو غير ذلك. على الرغم من حالات الحرمان هذه، تظل الحميات مغرية لأنها تقدم وصفة طبية واضحة وسريعة تملي عليك ما يجب وما لا يجب عليك أن تأكله. تهدف هذه الأساليب إلى ترويض عادات الطعام غير المنتظمة، ومراجعة الخيارات الغذائية السيئة. لكن الحقيقة هي أن مثل هذه الأساليب نادرًا ما تنجح، لأنها متطرفة للغاية. لذلك يكاد يكون من المستحيل الحفاظ عليها على المدى البعيد.

تتلخص نصائحي كوني طبيبة نفسية وباحثة أركز على التحكم في الوزن بالتالي: لا تتبع الحمية. لا تستغني عن مجموعات من الأطعمة أو تحسب السعرات الحرارية. لا تحاول تناول القليل من الطعام أو تحرم نفسك. تنتهي هذه الاستراتيجيات بنتائج عكسية بسبب التأثيرات النفسية التي يعرفها جيدًا كل شخص يتبع نظامًا غذائيًا: زيادة اشتهاء الأطعمة التي استغنيت عنها، والإفراط في تناول الوجبات السريعة بعد أن توقفت عن تناولها، والانشغال الشديد بالطعام. يُظهر العدد المتزايد من الأبحاث سبب تقويض هذه الميول لجهود النظام الغذائي لدى معظم الأشخاص، وتؤكد أن الحل لهذه العثرات هو الاعتدال. إن

إجراء تغييرات طفيفة على أنماط تناول الطعام، التي يمكنك إنشاؤها ببطء بمرور الوقت، هو أفضل مسار للخسارة المستديمة للوزن. على الرغم من أنك قد سمعت رسالة الاعتدال هذه من قبل، فإن الأدلة في النهاية طاغية للغاية، ولا يمكن تجاهلها.

تكتسب إدارة الوزن الفعالة أهمية خاصة، حين نأخذ بعين الاعتبار أن ثلثي الأمريكيين الذين تزيد أعمارهم عن 20 عامًا يعانون من زيادة الوزن أو السمنة. مع ارتفاع معدلات السمنة وما يرتبط بها من مشاكل صحية، مثل مرض السكري وأمراض القلب -كلاهما من الأسباب الرئيسية للوفاة في الولايات المتحدة- زادت أهمية التعامل مع إنقاص الوزن من قبلنا جميعًا، متسلحين بفهم عميق لما هو نافع حقًا أو عديم الجدوى. لنبدأ بما هو عديم الجدوى.

• **لماذا تفشل الحميات النموذجية؟**

1. **الشراهة**: كشفت الدراسات باستمرار أن اتباع نظام غذائي يؤدي عادة إلى زيادة الوزن، وليس خسارة الوزن. في مراجعة نُشرت عام 2013 على الإنترنت في المجلة الأكاديمية «الحدود في علم النفس» (Frontiers in Psychology)، أفاد الباحثون أن 15 دراسة من أصل 20 أظهرت أن زيادة الوزن متوقعة لدى المراهقين والبالغين ذوي الوزن الطبيعي، بعد اتباعهم للحمية.

تكمن إحدى مشاكل الحمية المرجحة، بأن النهم للطعام قد يعاودك إذا أذعنت لإغراءاته بعد الحرمان. هذا الاتجاه، الذي يصفه

علماء النفس بـ «الشراهة»، يقوِّض محاولات إنقاص الوزن. برهنت دراسة أجراها علماء النفس في جامعة «تورنتو» عام 2010، على هذا التأثير عند الأشخاص الذين اعتقدوا أنهم كسروا نظامهم الغذائي. ضمن الدراسة، تلقت 106 طالبات -بعضهن يتبعن حمية غذائية عكس بعضهن الآخر- شرائح متماثلة من البيتزا. رأت بعض الطالبات شخصًا يحمل شريحة أخرى إما أكبر أو أصغر من تلك التي حصلن عليها، بينما لم تر أخريات شريحة مع غيرهن. بعد الانتهاء من تناول البيتزا، طُلب من المشتركات تذوق مقدار من الكعك. كانت النتيجة أن الطالبات غير الخاضعات للحمية، والطالبات الخاضعات لنظام غذائي واعتقدن أنهن تناولن شريحة أصغر من المعتاد، أو لم يشاهدن شريحة أخرى للمقارنة، تناولن كمية صغيرة من الكعك. في المقابل، تبيَّن أن النساء الملتزمات بالحمية، واعتقدن أنهن انتهكن النظام بتناول شريحة أكبر، تناولن المزيد من الكعك أكثر من أي شخص آخر.

رأى الباحثون أن تلك النسوة اعتقدن أنهن دمرن نظامهن الغذائي بالفعل، فما الذي يمكن أن ينتج عن الإفراط في تناول الكعك؟ تؤكد هذه الدراسة والعديد من الدراسات المماثلة أن خرق الحمية أو حتى التفكير في أنك خرقتها، يكفي للتخلي عن ضبط النفس.

2. **المعالجة الساخرة:** تتعهد بعض النظم الغذائية للمشاركين فيها، بتجنب الشعور بالحرمان من خلال السماح لهم بتناول الطعام من مجموعات غذائية معينة كما يشاؤون، مع التخلص تمامًا من مجموعات أخرى. تكمن المشكلة في أنكم عند الاستغناء عن

الأطعمة المفضلة لديكم -وهذا أحد متطلبات معظم أنظمة الحمية- يتطور لديكم شوقًا أعمق لتلك الممنوعات. تعهدوا أمام أنفسكم بتجنب تناول المعكرونة مثلًا، حينها ستحلمون بطبق المعكرونة قريبًا.

يعتبر الانشغال بالطعام نتيجة حتمية للحميات. يطلق علماء النفس على هذه الظاهرة اسم «المعالجة الساخرة»، إذ أن كبت الفكرة يجعلها أكثر بروزًا. أصبحت هذه الظاهرة مشهورة عندما أجرى عالم النفس الاجتماعي الراحل «دانيال م. ويغنر» سلسلة من التجارب -دراسات الدب الأبيض- وطلب من المشاركين فيها تجنب كل الأفكار عن الدب الأبيض. خمنوا ما المخلوق الذي طاف بلا هوادة في أذهانهم؟!

أظهرت العديد من الدراسات على مر السنين أن الأشخاص الذين يتجنبون مجموعات معينة من الأطعمة ينتهي بهم الأمر إلى اشتداد رغبتهم في تناول تلك الأطعمة. تؤكد إحدى الدراسات المنشورة هذا العام تلك النتيجة، كما تضيف إلى الأدلة المتزايدة أن البشر لا يتوقون إلى الطعام المحظور فحسب، بل يأكلون المزيد منه عندما تسنح لهم الفرصة بذلك. قارنت الدراسة بين أنماط تناول الطعام في مجموعتين تضم الواحدة منهما 23 شخصًا أوزانهم طبيعية وغير خاضعين للحمية، تقيَّد أفراد المجموعة الأولى بعدم تناول الأطعمة الشهية، مثل الكعك المحلَّى والآيس كريم، وتناول أفراد المجموعة الثانية الوجبات الخفيفة فقط. وجد الباحثون أن المشاركين في المجموعة الأولى الذين كبحوا رغبتهم أشاروا إلى توقهم الشديد

لتناول المزيد من الحلوى، في حين أن أولئك الذين ضبطوا وجباتهم الخفيفة لم يشعروا بذلك. يشير هذا الخط المتنامي من الأبحاث إلى أن الامتناع التام عن الأطعمة سيؤدي إلى نتائج عكسية بالنسبة لمعظم الأشخاص.

في الواقع، قد يجنبك تساهلك في التورط باشتهاء الطعام المحظور والإفراط في تناوله. في دراسة أجريت عام 2012، تم إخضاع 144 رجلًا وامرأة يعانون من السمنة لنظام غذائي صارم منخفض السعرات الحرارية لمدة 16 أسبوعًا. تناول نصفهم تقريبًا وجبة إفطار منتظمة -300 سعرة حرارية- واستهلك الباقون وجبة إفطار أكبر -600 سعر حراري- تضمنت طعامًا مُحلًّى، مثل الدوناتس أو الشوكولاتة (أكلوا كميات أقل في وجبة العشاء للتوازن). في النصف الثاني من الدراسة، حاول المشاركون الحفاظ على خطط وجباتهم بأنفسهم لمدة 16 أسبوعًا إضافيًا. احتفظ المشاركون بمفكرات الطعام اليومية، واستمروا في تلقي المشورة من اختصاصي تغذية.

بعد انقضاء الأسابيع الستة عشر الأولى من المراقبة الوثيقة، فقدت مجموعة الإفطار الصغير بضعة كيلوغرامات أكثر من مجموعة الإفطار الكبيرة (15 كلغ مقابل 13.6 كلغ). ولكن خلال النصف الثاني من الدراسة على مدى 16 أسبوعًا، استعاد أفراد مجموعة الإفطار الصغير 11 كلغ تقريبًا، في حين استمر أفراد مجموعة الإفطار الكبير في خسارة الوزن، وفقدوا ما معدله 6.8 كلغ إضافي. ذكرت مجموعة الإفطار الصغير في نهاية الدراسة أن التوق لتناول الحلويات

والدهون والأطعمة السريعة تزايد، وأبلغت مجموعة الإفطار الكبير عن تدني الرغبة المفرطة في تناول الطعام في كل الأصناف. مع أن تناول الحلوى على الإفطار ليس حكمًا الطريق الأسرع أو الأصح لخسارة الوزن، إلا أن النتائج تظهر أنه بالإمكان تناول الدوناتس وإنقاص الوزن أيضًا.

3. **الإرهاق العقلي**: مع أن الجهود المبذولة لتغيير السلوك الغذائي تتطلب الانتباه والاحتفاظ بالسجلات، خصوصًا في البداية، فإن تركيز طاقتك المفرط على ما تأكله يقلل من قدرتك على القيام بأشياء أخرى، من المحتمل أن تكون أكثر أهمية. تكشف الدراسات التي تفحص الطاقة العقلية المتاحة لمتابعي الحميات، مقابل الأشخاص الذين لا يتبعون الحمية، أن الفريق الأول يواجه على الدوام صعوبة أكبر في اكتساب معلومات جديدة، وفي حل المشكلات، وممارسة ضبط النفس.

قد تكون عواقب الإفراط في التفكير في اختياراتك الغذائية مؤذية لصحتك العقلية. نشرت دراسة في مجلة «الشهية» (Appetite) في عام 2010، عن الضرر العقلي لتناول الشوكولاتة بين متَّبعي الحميات وغير المتابعين لها. لم يستحوذ هذا التساهل على تفكير من يتبعون الحمية، ولكن لم يعد بإمكانهم التفكير بوضوح، واستحوذت على أفكارهم تساؤلات مثل «لماذا أكلت ذلك؟» و«ما الذي يجب أن أتناوله لاحقًا كي أخسر السعرات الزائدة؟»

وجدت تجربة أخرى نُشرت في عام 2010 أن النساء اللواتي قيَّدن تناولهن للسعرات الحرارية، وسجَّلن ما يأكلن، أظهرن مستويات

مرتفعة من هورمون الكورتيزول، وهي علامة على الإجهاد البيولوجي (الحيوي). حتى النساء اللواتي راقبن وجباتهن ببساطة دون محاولة تقييد السعرات الحرارية أفدن بشعورهن بمزيد من الإجهاد، وانتهى بهن الأمر إلى زيادة الوزن. خلاصة القول، بالنسبة لمعظم الأشخاص، لا تأتي الحمية الغذائية بنتائج عكسية فحسب، بل تلحق ضررًا جسيمًا بصحتهم الجسدية والعقلية.

• ماذا يجب أن تفعل؟

1. **اِبدأ بأفكارك**: إذا كنت ترغب في تحسين لياقتك الجسدية، عليك تحسين طريقة تفكيرك أيضًا. تظهر الأبحاث على مر العقود، أن الأفراد غير الراضين عن أجسادهم هم الأقل نجاحًا في إنقاص الوزن. كذلك تظهر الدراسات أنه بإمكان أي شخص أن يتعلم الشعور بالرضا عن جسده.

في دراسة أجريت عام 2014، تلقت النساء اللواتي يعانين من اضطرابات الأكل، بما في ذلك بعض اللائي يعانين من السمنة المفرطة أو زيادة الوزن، علاجًا يركز على التعاطف -نهج يهدف إلى تقليل مشاعر الخجل وتحسين احترام الذات- وخلال علاج استمر 12 أسبوعًا، طوَّرت النساء اللواتي أظهرن تحسنًا أكبر في التعاطف الذاتي، وتراجعًا في مشاعر الخجل من أجسامهن، عادات غذائية أفضل بقدر أكبر.

إحدى الطرق البسيطة لتحسين احترامك لذاتك، وفقًا لكثير من الاستقصاءات، هي كتابة تأكيدات إيجابية وفق قاعدة منتظمة. أظهر

بحث عن السعادة أن التركيز باستمرار على ما تحبه -لدي عيون جميلة- وعلى الصحة بدلًا من الأهداف المتعلقة بالمظهر -أريد أن أشارك بسباق الخمسة كيلومترات هذا العام- يمكن أن يساعدك على تطوير طرق تفكير صحية وتقدير للذات.

2. **بسيط وبطيء وثابت**: عند تحديد الهدف وهو خسارة الوزن الزائد، من الطبيعي أن ترغب في تحقيق ذلك على الفور. بالأمس، كنت إذا أردت الحفاظ على شكل أكثر رشاقة، تحتاج إلى إجراء تغييرات تدريجية ومستدامة على نظامك الغذائي: على سبيل المثال، شرب كمية أقل من العصير، وشرب الصودا الخالية من السكر أو الماء المعدني بدلًا من الصودا العادية، وتناول الحلوى في أربع ليالٍ في الأسبوع بدلًا من سبع. قد يبدو إجراء بعض التغييرات الصغيرة مثل تلك بمثابة «نظام غذائي»، وقد طلبت منك تفاديه، ولكنه ليس كذلك، لسبب واحد هام: يتيح لك هذا النهج البطيء والثابت التكيف مع نمط جديد بالسرعة التي تناسبك، دون جهد مكثف، ورفض ما تتطلبه خطط النظام الغذائي النموذجية. سيستفيد معظم الأشخاص الذين يحاولون خسارة خمسة إلى 23 كلغ من هذا النهج البطيء إلى المعتدل لفقدان الوزن، ولكن الجدير بالملاحظة أن الأفراد الذين تتعرض صحتهم لخطر شديد بسبب السمنة المفرطة، سيحتاجون على الأرجح إلى تدابير أكثر صرامة، ويجب عليهم استشارة الطبيب المعالج.

تدعم مجموعة كبيرة من الأبحاث فكرة أن إجراء تغييرات بسيطة وتدريجية على أنماط تناول الطعام، هو السبيل الأفضل لتعزيز

استدامة خسارة الوزن الزائد. تؤكد الأدلة القوية على هذا النهج، المستخلصة من دراسة أجريت في عام 2008، وأظهرت أن البالغين الذين يعانون من زيادة الوزن والسمنة، أجروا تغييرات متواضعة جدًا في طعامهم اليومي لجهة كمية السعرات الحرارية، ومستويات النشاط البدني، فقدوا وزنًا أكبر أربع مرات من أولئك الذين اتبعوا الأنظمة التي تضمنت تقييدًا شديدًا للسعرات الحرارية. فقد أفراد المجموعة المعتدلة ما معدله 4.5 كلغ في شهر واحد، وحافظوا على وزن ثابت خلال الأشهر الثلاثة التالية.

لدعم هذا النهج، وجدت دراسة أجريت عام 2015 ونُشرت في مجلة مكتبة العلوم العامة (PLOS ONE) أن النساء اللواتي نجحن في تعديل نظامهن الغذائي وعادات التمرين بمرور الوقت، وضعن أهدافًا صغيرة يمكن تحقيقها لتغيير السلوك، وكان لديهن توقعات واقعية ودوافع ذاتية بشأن خسارة الوزن الزائد. في المقابل، اتجهت النساء اللاتي انتكسن أو فشلن في تغيير عاداتهن، إلى رسم توقعات غير واقعية، مع تحفيز وثقة بالنفس أقل، ورضا أقل عن النتائج.

تأتي بعض البيانات الأكثر إقناعًا بشأن الاستراتيجيات الفعالة لخسارة الوزن من السجل الوطني الأمريكي لمراقبة الوزن؛ إذ أجرى مسحًا شمل أكثر من 4000 شخص فقد كل منهم ما معدله 13.6 كلغ على الأقل، وحافظوا على أوزانهم لمدة عام على الأقل. ووفقًا لتقرير عام 2006 الأساسي، فإن أفضل الأساليب تتضمن المراقبة الذاتية، مثل الحد من بعض الأطعمة، والتنبه لأحجام الوجبات والسعرات

الحرارية، وتخطيط الوجبات، ودمج التمارين الرياضية في نمط الحياة اليومي.

قد تبدو هذه النصيحة متضاربة مع البحث الذي أوضحته سابقًا، والمتعلق بمخاطر تقييد الوجبات والإرهاق العقلي؛ لكن في الحقيقة، من أجل إنقاص الوزن، من الهام إيجاد التوازن الصحيح. على سبيل المثال، قبل إجراء تغييرات على نظامك الغذائي، تحتاج إلى فهم أنماط الطعام الحالية، والتي قد تتطلب منك الكثير من التفكير والاهتمام. يميل معظم الأفراد الذين يعانون من زيادة الوزن، ولا يحاولون اتباع نظام غذائي، إلى تناول الطعام بغير انتظام -مثل استهلاك الوجبات السريعة والكثير من المقبلات، والانغماس في نزوة اشتهاء الطعام- وإدراك هذه العادات، الجيدة منها والسيئة، ومعرفة ما يلبي احتياجاتك منها.

حين تبدأ في إجراء تعديلات بسيطة على طعامك اليومي، ابدأ في التخطيط لبعض الوجبات التي تعجبك، والتي يمكنك الاختيار بينها مداورة وعلى أساس منتظم، حتى لا تضطر إلى التفكير المجهد بما ستأكله كل يوم. وفقًا لبيانات السجل الوطني لمراقبة الوزن، إن الأشخاص الذين يخططون وجباتهم يسجلون احتمالًا أكبر بنسبة 1.5 مرة بالحفاظ على خسارة أوزانهم. كذلك تظهر البيانات أن الحد من تنوع مجموعة الأطعمة التي تتناولها يمكن أن يساعدك على الحفاظ على وزنك؛ لست مضطرًا لتناول الأطعمة نفسها كل يوم، لكن تقليل مجموعة الخيارات عمومًا يجعل التسوق أقل إرهاقًا.

3. **الحل بالتمارين**: نعلم جميعًا الآن أن التمرين الرياضي ضروري للصحة العامة. مع ذلك، تظهر الدراسات الواحدة تلو الأخرى أن التمرين لوحده ليس فعالًا إلى حد كبير لخسارة الوزن الزائد. لكن عند دمج التمارين مع عادات أفضل في تناول الطعام، يبدو أنها تساعد الأشخاص على خسارة أوزانهم الزائدة. بحثت دراسة عام 2012 في آثار النظام الغذائي أو ممارسة الرياضة، وإلى وجود كليهما أو عدم وجودهما، لدى مجموعة من النساء اللاتي يعانين من زيادة الوزن أو السمنة بعد انقطاع الطمث. كان بإمكان الملتزمات بالحمية استهلاك ما بين 1200 إلى 2000 سعرة حرارية في اليوم، اعتمادًا على أوزانهن قبل الحمية، وزادت المتمرنات ما يصل إلى 45 دقيقة أو أكثر من تمارين القلب لمدة خمسة أيام في الأسبوع. بعد 12 شهرًا، خسرت المشاركات في مجموعة النظام الغذائي المقترن بممارسة التمارين الرياضية الوزن الأكبر -نحو 8.9 كلغ- على الرغم من أن مجموعة النظام الغذائي لوحده لم تكن متخلفة كثيرًا، وفقدت المشاركات فيه ما معدله 7.2 كلغ. أما اللواتي مارسن الرياضة وحدها خسرن ما معدله 2 كلغ فقط، وفقدت نساء المجموعة التي لم تمارس الرياضة أو تتناول الطعام وفق اختيارات محددة، بمعدل 0.68 كلغ على مدار العام.

عند تحقيق الوزن المستهدف، قد تكون التمرينات الرياضية حاسمة للحفاظ على الوزن ثابتًا. يشير معظم الأشخاص الذين خففوا من أوزانهم إلى أن النشاط البدني الروتيني كان جزءًا هامًا من

نظامهم لتثبيت أوزانهم. إن ممارسة الرياضة لها العديد من الفوائد الفسيولوجية، ويظهر أنها تخفف رد فعل الدماغ على الأطعمة الجالبة للمتعة. في دراسة صغيرة أجريت عام 2012، خضع المشاركون الذين يعانون من زيادة الوزن أو السمنة لفحص أولي للدماغ أثناء النظر إلى صور الطعام، ثم وُضِعوا في سياق نظام من التمارين مدة ستة أشهر. أثناء تلك المدة، أظهر المتمرنون نشاطًا منخفضًا في الفص الجزيري في الدماغ، الذي ينظم المشاعر، استجابة لصور الحلوى المستساغة. مع ذلك، لم يبلِّغوا عن تغيرات في ضبط النظام الغذائي أو الرغبة المفرطة في تناول الطعام أو الجوع، ما يشير إلى أن التأثيرات العصبية الدقيقة، ربما تكون مفيدة أثناء الحفاظ على الوزن، ولكنها ليست قوية بما يكفي لتحفيز خسارته.

يجب أن يكون دمج التمارين الرياضية في حياتك عملية تدريجية. لست مضطرًا لكسب سباقات الركض لجني المكافآت النفسية والجسدية. الذهاب في نزهة على الغداء أو ركوب الدراجة للعمل هما من طرق دمج النشاط في روتينك اليومي. يمكنك زيادة حركتك بأفعال صغيرة مثل صعود الدرج بدلًا من ركوب المصعد، أو غسل سيارتك بدلًا من القيادة إلى مغسل السيارات. الأهم أن تكون منضبطًا، ولكن اجعل التمارين الرياضية ممتعة ومستدامة، فهذا أمر ضروري أيضًا.

4. لا تفعل ذلك بمفردك: إن تلقي الدعم الاجتماعي هو مفتاح خسارة الوزن غير المرغوب فيه. وتُعدُّ استشارة الطبيب أو أخصائي

التغذية إحدى طرق الحصول على الدعم، وتوفير قدر أكبر من المحاسبة. توضح الأبحاث أهمية الدور الذي يلعبه الشركاء في الحياة في التشجيع على خسارة الوزن. لقد وجدت خلال عملي أن الرجال أكثر قدرة على تبني عادات الأكل الصحي، والالتزام بها أفضل، حين يتلقون الدعم والتشجيع من زوجاتهم. وبالمثل، يمكن للأصدقاء وزملاء العمل والرفاق في برامج خسارة الوزن عبر الإنترنت أن يجعلوك تتمسك بالمسار الصحيح من خلال تقديم الإلهام والثناء، ويكونوا شركاءك في كسر الحمية إذا حصل ذلك. وقد ثبت أن المساعدة الأكثر منهجية مفيدة أيضًا، مثل أن تصبح عضوًا في مجموعة «مراقبو الوزن» أو مجموعات الدعم الأخرى، أو المشاركة في مجتمع مستخدمي تطبيقات الهواتف الذكية مثل «My Fitness Pal»، و«!Lose It» أو «Smarten Fit» الذي شاركت في تطويره.

بعد عقود على دراسة النظم الغذائية، لم يعد بإمكاننا تجاهل حقيقة أن كثرة الأدلة تشير إلى هذه الخطوات الصغيرة والمستدامة أفضل طريقة لخسارة الوزن الزائد. قد لا تكون هذه الرسالة مثيرة أو جذابة مثل أحدث موضات الحمية الغذائية، ولكن العلم واضح: الاعتدال يؤدي إلى تغييرات تستمر لبقية حياتك. يستغرق خلق عادات جيدة وقتًا وصبرًا وعزيمة، وستواجه حتمًا انتكاسات على طول الطريق. لكن المفتاح يكمن بعدم الاستسلام أبدًا، وفي غضون بضعة أشهر، قد تجد نفسك في طريقك لاكتساب جسد أكثر لياقة، وحياة نشطة طالما حلمت بها.

الوزن في الحميات الشائعة

إن التغييرات الصغيرة والمعتدلة التي أوصي بها في هذه المقالة هي أفضل طريقة لفقدان الوزن الزائد على المدى الطويل، ولكن جاذبية الحميات الشائعة لا تزال قوية. تجد أن نسبة صغيرة من الأشخاص يحققون نجاحًا طويل المدى باتباعهم الحميات، لذلك من الصعب استبعادها تمامًا؛ على الرغم من أن الأدلة تشير إلى أن اتباع نهج معتدل سيمنحك احتمالات أفضل لتحقيق أهدافك. في ما يلي معلومات عن بعض الحميات الشائعة:

• باليو

الخطة: استنادًا إلى الفرضية القائلة بأننا سنكون في وضع أفضل إذا تناولنا الطعام مثلما فعل أسلافنا من الصيادين وجامعي الثمار، فإن نظام باليو الغذائي يصف حمية مكونة من الخضر والفواكه واللحوم والمكسرات؛ ويستغني عن منتجات الألبان والحبوب الكاملة والسكريات المكررة والأطعمة المصنعة والبقوليات.

التفاصيل: إن بيئتنا الغذائية الحالية غير متوافقة مع أسلافنا؛ تناول الطعام بحسب توصية حمية «باليو» أمر غير واقعي على المدى الطويل لأنها محدودة للغاية، ما يجعل الحياة الاجتماعية الممتعة شبه مستحيلة. إذ يقود الاستغناء عن العديد من المجموعات الغذائية إلى الرغبة المفرطة بها، والشعور بالأسى لدى معظم الأفراد.

• أتكينز

الخطة: هذا النظام الغذائي يستدعي تناول كميات كبيرة من البروتينات، وكميات محدودة جدًا من الكربوهيدرات (النشويات) والسكر؛ الأمر الذي يزيد من قدرتنا على حرق الدهون.

التفاصيل: تظهر العديد من الدراسات أن هذه الاستراتيجية فعَّالة لخسارة الوزن الزائد على المدى القصير، ولكن معظم الأشخاص ينتهي بهم الأمر إلى استعادة الوزن الذي خسروه بمرور الوقت. تعتبر هذه النتائج مثالًا جيدًا على القيود المتشددة التي تؤدي إلى نتائج عكسية.

• 5:2 حمية سريعة

الخطة: تناول طعامك المعتاد خمسة أيام في الأسبوع، وطبِّق الصيام يومين، مع السماح للنساء خلالهما باستهلاك 500 سعرة حرارية، مقابل 600 سعرة حرارية للرجال.

التفاصيل: أحرز النظام الغذائي 5:2 الكثير من الاهتمام في الآونة الأخيرة. تشير الأدلة الأولية لدى البشر والفئران إلى أنه يساعد على إنقاص الوزن، لكن لم تصدر الأحكام النهائية بشأنه بعد. تكمن المشكلة الرئيسية في أن 500 أو 600 سعرة حرارية المسموح بها، من المحتمل أن تجعلك غير راضٍ في نهاية اليوم. إذا كنت جائعًا، ستتوق إلى الطعام، خصوصًا الأطعمة الغنية بالطاقة، أكثر مما لو كنت تتناول طعامًا معتدلًا. بمجرد أن تستسلم لجوعك، فمن المرجح أن يبدأ التأثير العكسي للحمية أي «الشراهة».

• **مراقبو الوزن**

الخطة: يركز البرنامج الأمريكي الوطني «مراقبو الوزن» على إجراء تغييرات صحية ومستدامة في نمط حياة المشاركين من خلال تناول وجبات متوازنة. تسلط الخطة الضوء على الفواكه والخضروات، ويمكن تصميم وجبات الطعام لتناسب ما يفضله الأفراد. ولا توجد أطعمة محظورة.

التفاصيل: يقوم برنامج «مراقبو الوزن» بالكثير من الأمور بطرق صحيحة. من وجهة نظر غذائية ونفسية، تتفق التوصيات الخاصة بحشد دعم الأقران، وعدم استبعاد مجموعات غذائية معينة مع النصيحة التي أقدمها. مع ذلك، قد يجد بعض الأشخاص أن تكلفة هؤلاء المراقبين باهظة -هناك رسوم تسجيل ورسوم أسبوعية (كلية المجتمع المركزية في نيومكسيكو) - وتشير الأبحاث إلى أن عمليات الوزن الأسبوعية يمكن أن تؤدي إلى نتائج عكسية، ما يجعل بعض الملتزمين بالحمية يشعرون بالارتباك إذا لم يتوافق قياس الميزان مع توقعاتهم.

- نُشرت هذه المقالة للمرة الأولى في مجلة «ساينتيفيك أميريكان مايند» في سبتمبر/ أكتوبر 2015.

2.2 السلوك: المفتاح المكمِّل لخسارة الوزن
بقلم: ديفيد إتش. فريدمان

نعلم جيدًا أن السمنة هي أزمة صحية وطنية. فإذا استمرت اتجاهاتها التصاعدية الحالية، ستتجاوز التدخين في الولايات المتحدة الأمريكية قريبًا، باعتبارها أكبر عامل منفرد في الوفاة المبكرة، وانخفاض جودة الحياة، وزيادة تكاليف الرعاية الصحية.

وفقًا لمركز الوقاية والسيطرة على الأمراض، يعاني ثلث البالغين في الولايات المتحدة الأمريكية من السمنة، في حين يعاني الثلث الثاني من زيادة الوزن، ويزداد معدل السمنة بين الأمريكيين سنويًا. إن السمنة المفرطة مسؤولة عن أكثر من 160.000 حالة وفاة «إضافية» سنويًا، وفقًا لدراسة نشرتها مجلة الجمعية الطبية الأمريكية. يقول الباحثون في جامعة «جورج واشنطن» إن الشخص البدين العادي يكلف المجتمع في المتوسط أكثر من 7000 دولار سنويًا من جراء نقص الإنتاجية والرعاية الطبية الإضافية. وتصل التكاليف الطبية المضافة مدى الحياة، لشخص يزيد وزنه بنحو 31.8 كلغ وما فوق عن المعدل الطبيعي إلى أكثر من 30 ألف دولار، تبعًا للعرق والجنس.

كل هذا يقودنا إلى سؤال مُلِح: لماذا يصعب جدًا التخلص من الوزن الزائد، وعدم اكتسابه مجددًا في حال خسارته؟ لا يبدو أنه يجب أن يكون شديد الصعوبة. إذ أن الصيغة الأساسية لخسارة الوزن بسيطة ومعروفة على نطاق واسع: تناول سعرات حرارية أقل مما تحرق. مع ذلك، لو كان الأمر سهلًا حقًا، فلن تكون السمنة هي الشاغل الصحي الأول المرتبط بنمط الحياة في البلاد. بالنسبة للأنواع التي تطورت لاستهلاك الأطعمة الغنية بالطاقة، في بيئة شكل فيها الجوع تهديدًا مستمرًا، هناك صعوبة فائقة في خسارة الوزن والحفاظ على الرشاقة في الواقع، وسط عالم حديث يضخ الرسائل التسويقية بكثافة، ويسوِّق الأطعمة فاقدة القيمة الغذائية وسعراتها الحرارية هائلة. يبدو أن كل من يحاول اتباع نظام غذائي يفشل على المدى الطويل تقريبًا؛ وجدت مراجعة أجرتها الجمعية النفسية الأمريكية لـ 31 دراسة من دراسات الأنظمة الغذائية في عام 2007 أن ما يصل إلى ثلثي الأشخاص الذين يتبعون نظامًا غذائيًا ينتهي بهم الأمر بعد عامين إلى اكتساب وزن يفوق الوزن الذي كانوا عليه قبل اتباعهم الحمية.

صوَّب العلم أقوى أسلحته على مشكلة السمنة. إذ تنفق المعاهد الوطنية للصحة أكثر من 800 مليون دولار سنويًا على الدراسات لفهم الأسس الأيضية والوراثية والعصبية للسمنة. ووضعت تلك المعاهد على رأس أولويات الأبحاث التي تمولها ضمن خطتها الاستراتيجية، والمنشورة في عام 2011، التحقيق في العمليات البيولوجية الأساسية المتعلقة بالسمنة، بما في ذلك «الأدوار المحددة للأعضاء والأنسجة

والجزيئات في تطوير السمنة»، بالإضافة إلى «الجينات وعلم الوراثة والفترات الحرجة في التنمية البشرية».

قدَّم البحث رؤى هامة تخصُّ طرق تفاعل البروتينات في الجسم، لاستخراج وتوزيع الطاقة من الطعام، وإنتاج وتخزين الدهون. كما طرح بعض التساؤلات منها كيف يخبرنا الدماغ أننا جائعون؟ لماذا يبدو أن بعضنا قد ولد وهو أكثر عرضة للسمنة المفرطة من الآخرين؟ وعما إذا كان التعرض لبعض الأطعمة والمواد السامة قد يعدِّل ويخفف من بعض تلك العوامل. كما منح البحث شركات الأدوية العديد من الأهداف المحتملة لتطوير منتجاتها الدوائية. لكن لسوء الحظ، لم يتمكن البحث من إيجاد حل للوباء الوطني.

ربما سيزودنا علم الأحياء يومًا ما، بقرص دوائي يعيد ضبط عملية التمثيل الغذائي لدينا، حتى نحرق المزيد من السعرات الحرارية، أو نعيد ضبط رغباتنا الداخلية المفرطة للطعام، فنفضل البروكلي على البرغر. لكن حتى ذلك الحين، قد يكون أفضل نهج ببساطة، هو الاعتماد على أساليب علم النفس السلوكي الموثوقة التي تطورت على مدى 50 عامًا، وأثبتت نجاحها في مئات الدراسات. هذه التقنيات المجربة والحقيقية، التي جرى تنقيحها بأبحاث جديدة، من شأنها أن تكون فعَّالة أكثر مع مجموعة أكبر من الأفراد، وتحظى بالاهتمام. وتضع المعاهد الصحية الوطنية تلك التقنيات في خطتها الاستراتيجية المقترحة لأبحاث السمنة: «نتائج البحث تعطي رؤى جديدة وهامة بشأن العوامل الاجتماعية والسلوكية التي تؤثر على الحمية والنشاط البدني والسلوك الساكن».

بيولوجيا السمنة

تنفق المعاهد الوطنية للصحة أكثر من 800 مليون دولار سنويًا على الدراسات لفهم الأسس العصبية والاستقلابية والجينية للسمنة. في تلك الدراسات، كشف العلماء مسارات كيميائية حيوية معقدة وحلقات من التغذية الارتجاعية تربط الدماغ والجهاز الهضمي، وبنوا قناعات جديدة تتعلق بالوظائف التنظيمية للأنسجة الدهنية، والتغييرات الوراثية الدقيقة التي تجعل بعض المجموعات أكثر عرضة للسمنة المفرطة من غيرها؛ أشاروا كذلك إلى الاحتمال القوي بأن التعرض لبعض الأطعمة والمواد السامة قد يعدل ويخفف من بعض هذه العوامل. وبالنظر إلى أن الأمر سيستغرق عقودًا لفهم الأسباب المختلفة للسمنة، فلا شك في أن المزيد من المفاجآت تنتظرنا.

- **كيف وصلنا إلى هنا؟**

ينعكس اليأس من السمنة وزيادة الوزن عبر تدفق النصائح المستمر التي تنهال يوميًا من مصادر متباينة، مثل المجلات العلمية التي يراجعها الأقران والكتب الأكثر مبيعًا والصحف والمدوَّنات. يبدو أن نهمنا الشديد لأي حمية متطورة أو متحايلة تقلل من الوزن بسرعة وإلى الأبد، يماثل شهيتنا للأطعمة الدسمة المسببة للسمنة. نحن، أي الجمهور، نحب إيماننا بإمكانية إصلاح أحوالنا بدقة، فنلتزم بالعناوين تلو العناوين التي تنشرها وسائل الإعلام عن نتائج علمية جديدة، ونعتبرها كما لو كانت حلولًا.

لا يساعدنا هذا الأمر، إذ أن النتائج العلمية التي تركز عليها تلك العناوين تبدو متضاربة أحيانًا. على سبيل المثال، ربطت دراسة عام 2010 في «المجلة الأمريكية للتغذية السريرية» (American Journal of Clinical Nutrition) خسارة الوزنِ الزائد بزيادة تناول منتجات الألبان، على الرغم من أن التحليل التجميعي لعام 2008 في مراجعات التغذية لم يجد مثل هذه الصلة. افترضت ورقة بحثية عام 2010 في مجلة الطب المهني والبيئي (Occupational and Environmental Medicine) وجود صلة بين الإجهاد الوظيفي والسمنة، لكن تقريرًا آخر نشر في العام نفسه في مجلة «السمنة» (Obesity) خلص إلى عدم وجود صلة بين كليهما؛ «جزء من المشكلة هو أن الباحثين في السمنة يشبهون مجازًا إلى حدٍّ ما الرجال المكفوفين الذين يتلمسون أجزاء مختلفة من الفيل، وتُعنى نتائج دراستهم على الأفراد بقطع صغيرة من أحجية معقدة».

إذا جمعنا كل تلك الأبحاث معًا، يتضح لنا أن علاج السمنة لا يمكن اختزاله بتناول أنواع معينة من الطعام أو اتخاذ إجراءات بسيطة أخرى، فهناك عوامل كثيرة تساهم في المشكلة، بعضها بيئي مثل عادات أصدقائك الغذائية، الطعام المتوفر أكثر من غيره في منزلك وفي المتاجر المحلية، الفرصة السانحة لك كي تغادر مكان العمل. وبعض تلك العوامل بيولوجي، مثل الاستعداد الجيني لتخزين الدهون، أو وجود حدود شبع قصوى أو وجود حلمات تذوق أكثر حساسية. ويلعب الاقتصاد والتسويق أدوارًا أيضًا؛ فطعام الوجبات

السريعة أرخص بكثير من المنتجات الطازجة، وشركات المواد الغذائية بارعة في التلاعب بطبيعتنا الاجتماعية و«برمجتنا» المتجددة، فتوجهنا نحو الطعام غير الصحي الذي يحقق لها الربح. لهذا تفشل أنواع الحلول «الضيقة» الملزمة بتناول «أطعمة معينة» مثل جميع الحلول البسيطة.

حين نبدأ بالحميات وأنظمة التمارين الرياضية، نعتمد على قوة الإرادة للتغلب على كل تلك الضغوط، كي تتناسب كميات الطعام الذي نلتهمه مع مستوى نشاطنا. ونعتمد على ثواب الحصول على اللياقة البدنية والرشاقة حين نمتنع عن العادات الغذائية الضارة ونتبع الصيانة الذاتية. إن خسارة الوزن مُجزية بالطبع ولكن لسوء الحظ أن الوقت يعمل ضدنا. فمع نقصان الوزن، نصبح أكثر جوعًا وتتطور لدينا رغبة جامحة لتناول الطعام، ويزداد انزعاجنا من ممارسة التمرين الرياضي. في هذه الأثناء، يتباطأ فقدان الوزن حتمًا، إذ يحاول التمثيل الغذائي لدينا تعويض هذا الحرمان، بأن يصبح شحيحًا أكثر في استقلاب السعرات الحرارية. وبالتالي، فإن عقوبة الالتزام بحميتنا تكون بجعلها شديدة وثابتة بشكل متزايد، وتتراجع المكافأة المتوقعة في المستقبل. يقول أخصائي السلوك العصبي في جامعة «ميسوري» الذي يدرِّس السمنة «سانغوو كانغ»: «إن الفجوة بين تعزيز تناول الطعام، وتعزيز احتمالية خسارة الوزن بعد أشهر تعد تحديًا كبيرًا».

من المرجح أننا سنلتزم بالحمية إذا ظلت أقل قساوة ومكافئة وموثوقة أكثر. فهل هناك طريقة لتحقيق ذلك؟

• من علم الأحياء إلى الدماغ

تستخدم الطريقة الأكثر نجاحًا حتى الآن، لفقدان كميات متواضعة من الوزن على الأقل، وتثبيت الوزن عبر النظام الغذائي وممارسة الرياضة، برامج تركز على تغيير السلوك. ينطوي النهج السلوكي، الذي اختُبِر على مدى عقود، على إجراء العديد من التعديلات الصغيرة والمستدامة في عادات الأكل وممارسة الرياضة، التي تجد التحفيز والتشجيع لدى الأفراد، والبيئة من حولهم.

يرجع البحث بدعم مناهج إنقاص الوزن السلوكي إلى أكثر من نصف قرن، حين طور عالم النفس «بوهورس فريدريك سكينر» في جامعة «هارفارد» علم التحليل السلوكي. تأسس هذا المجال على فكرة أن العلماء لا يمكنهم حقًا معرفة ما يدور داخل الدماغ البشري. في النهاية، حتى تقنية التصوير بالرنين المغناطيسي العملية، وهي آخر ما توصل إليه العلم لإلقاء نظرة على عقل الإنسان ومداركه، تقدم تفسيرًا بدائيًا بالوكالة ويعتمد على الأحاسيس، إذ تختزل التفاصيل الخاصة بمليارات الخلايا العصبية المحفزة، ببضع فقاعات ونقاط ملونة. لكن يمكن للباحثين مراقبة وقياس السلوك الجسدي، والبيئة المحيطة التي يحدث فيها السلوك، بموضوعية مع قابلية التكرار، ما يسمح لهم بتحديد الروابط بين البيئة والسلوك. يتضمن ذلك عادةً محاولة اكتشاف الأحداث أو المواقف التي قد تدفع أو تثير سلوكًا معينًا، وملاحظة ما قد يكون مجزيًا منها، فتعزز أو تثبط أنماطًا من السلوك، وبالتالي تكبح سلوك الآخرين.

جرى توثيق التدخلات السلوكية الفعالة على نطاق واسع بما يخص العديد من الاضطرابات والمشاكل المتعلقة بالسلوك. خلص التحليل التجميعي لعام 2009 في مجلة «علم النفس السريري للأطفال والمراهقين» (Journal of Clinical Child and Adolescent Psychology) إلى أن «التدخل السلوكي المكثف المبكر يجب أن يحفظ حق اختيار التدخل الأنسب للأطفال المصابين بالتوحد». وخَلُصَت مراجعة منهجية برعاية فريق عمل الخدمات الوقائية في الولايات المتحدة، إلى أن تدخلات الإرشاد السلوكي الموجزة، ساعدت على تقليل عدد مرات تناول المشروبات لدى الأشخاص الذين يعانون من إدمان الكحول بنسبة تراوحت بين 13 إلى 34 في المائة على مدى أربع سنوات. ورسخت الدراسات نجاح التدخل السلوكي في تحديات متنوعة مثل الحد من التلعثم، وزيادة الأداء الرياضي، وتحسين إنتاجية الموظفين.

لمكافحة السمنة، يختبر المحللون السلوكيون التأثيرات البيئية ذات الصلة. ما العوامل الخارجية التي تدفع الناس إلى الإفراط في تناول الطعام أو تناول الوجبات السريعة، وأي منها يشجع على تناول الأكل الصحي؟ ما المواقف التي تستدعي سلوكًا معينًا وتعليقات من الآخرين وتحفز على تناول الأكل غير الصحي؟ ما الذي من شأنه أن يكافئ الناس على تناولهم الطعام الصحي فعليًا وعلى المدى البعيد؟ ما الذي يعزز النشاط؟ أدركت دراسات السمنة والنظم الغذائية التي تركز على السلوك في وقت مبكر من الستينيات، بعض الشروط

الأساسية التي بدت مرتبطة بفرص أكبر لخسارة الوزن: قياس وتسجيل السعرات الحرارية والتمارين والوزن بدقة، إحداث تغييرات تدريجية متواضعة بدلًا من التغييرات الحادة، اتباع أنظمة غذائية متوازنة تتساهل في تناول الدهون والسكر بدلًا من الاستغناء عن مجموعات غذائية رئيسية، وضع أهداف واضحة ومتواضعة، التركيز على اكتساب العادات مدى الحياة بدلًا من اتباع الحميات قصيرة المدى، المشاركة في المجموعات التي تتيح لمتابعي الحمية نيل التشجيع كي يستمروا بالالتزام بجهودهم، والثناء على ما يبذلونه من جهد.

إذا بدت هذه الاستراتيجيات اليوم وكأنها نصيحة مبتذلة لكثرة استخدامها، فذلك لأنها عُمِّمت منذ عام 1963 من قبل مراقبي الوزن، وأُسِّست لتوفير مجموعات دعم لمتابعي الحميات الغذائية. أضافت مجموعة برنامج «مراقبو الوزن» لاحقًا مناهج ونصائح أخرى تتماشى مع نتائج الدراسات السلوكية، وبنت لنفسها برنامج «تعديل السلوك». تقول «كارين ميللر كوفاتش»، الرئيسة السابقة للمكتب العلمي لبرنامج «مراقبو الوزن»: «مهما كانت التفاصيل بشأن كيفية إنقاص وزنك، فإن السحر في صلصة الطعام سيغير السلوك دائمًا». وتستطرد قائلةً: «إن القيام بذلك مهارة يمكن تعلمها».

تدعم الدراسات مناهج العلاج السلوكي لخسارة الوزن. ووجدت مراجعة عام 2003 بتكليف من وزارة الصحة والخدمات الإنسانية الأمريكية أن «الاستشارة والتدخلات السلوكية أظهرت درجات صغيرة إلى معتدلة من خسارة الوزن استمرت عامًا واحدًا

على الأقل»؛ إذ أن عامًا واحدًا يشكل دهرًا في عالم خسارة الوزن. ووجد تحليل لثمانية برامج شائعة لإنقاص الوزن نُشر في عام 2005 في «حوليات الطب الباطني» (Annals of Internal Medicine)، ونُشر في صيغته الجديدة قبل عام 2010، أن برنامج «مراقبو الوزن» هو البرنامج الفعال الوحيد، الذي يتيح الحفاظ على متوسط انخفاض بنسبة 3 في المائة من وزن الجسم لمدة عامين وهي مدة الدراسة.

في الوقت نفسه، وجدت دراسة أجرتها الشبكة الطبية الأمريكية «جاما» عام 2005 أن حمية مراقبي الوزن، إلى جانب حمية «زون» (توصي بنظام غذائي متوازن من البروتين والكربوهيدرات والدهون)، حققا أعلى نسبة (65 في المائة) من الالتزام بنظام غذائي لمدة عام واحد بين العديد من الأنظمة الغذائية الشائعة. كذلك أشارت الدراسة إلى أن «مستوى الالتزام كان المحدد الرئيسي للفوائد السريرية وليس نوع النظام الغذائي». ووجدت دراسة أجريت عام 2010 في مجلة «طب الأطفال» (The Journal of Pediatrics) أن الأطفال الذين يعانون من زيادة الوزن وتلقوا علاجًا سلوكيًا مدة عام واحد خسروا أكثر من 1.9 إلى 3.3 وحدات من مؤشر كتلة الجسم، وهو العلاقة بين الطول والوزن بارتباطهما بدهون الجسم، مقارنة بالأطفال الذين لم يتلقوا هذا العلاج. وأشار التقرير إلى أن «عددًا محدودًا من الأدلة يشير إلى إمكانية الحفاظ على تلك التغييرات للأحسن على مدى 12 شهرًا بعد إنهاء العلاج».

وجدت دراسة عن السمنة أجريت عام 2010 أن الأعضاء الملتزمين ببرامج منظمة الإنقاص العقلاني للوزن «TOPS»، وهي منظمة أميركية لا تهدف للربح، وتركز على السلوك لخسارة الوزن، حافظوا على النقص في أوزانهم بنسبة 5 إلى 7 في المائة على مدى ثلاث سنوات مدة البحث. وأعلن مجلس البحوث الطبية في المملكة المتحدة في عام 2010 أن دراسته طويلة المدى أظهرت أن برامج الحمية القائمة على مبادئ العلاج السلوكي، من المرجح أن تساعد الأشخاص على إنقاص الوزن وتثبيته أكثر من الطرق الأخرى (موَّل الدراسة برنامج «مراقبو الوزن»، دون مشاركته).

ويتجه برنامج «مراقبو الوزن» والبرامج الأخرى التي يجري تسويقها على نطاق واسع إلى التقصير في استخدام مجموعة كاملة من تقنيات العلاج السلوكي، وتخصيصها لتلبية الاحتياجات المتنوعة للأفراد. إنهم لا يقدمون المشورة الفردية بانتظام، ولا يكيفون نصائحهم مع تحديات معينة، ولا يقيمون العوامل البيئية في منازل الأعضاء، أو مكان عملهم أو بيئتهم الاجتماعية، ولا يقيمون قدرًا كبيرًا من التواصل مع الأعضاء الذين لا يحضرون الاجتماعات، ولا يتوانون عن تصوير الأعضاء لإبراز الخط الدرامي في مسيرة إنقاص الوزن بسرعة وعلى مدى قصير، أو الاستغناء عن مجموعات من الغذاء. وبحثًا عن الأرباح، يروِّج «مراقبو الوزن» أحيانًا بلطف مفاهيم التعجيز والانهزام في تسويقهم. تقول «كارين ميللر كوفاتش»، المديرة العامة للبحث والتطوير في برنامج «مراقبو الوزن» الدولي

حاليًا: «ينضم إلينا بعض الأشخاص بهدف خسارة خمسة كلغ أو أقل لحضور حفلات لمِّ الشمل لأصدقاء المدرسة الثانوية، ويحققون هذا الهدف، ثم يتوقفون عن المجيء».

لسد هذه الفجوة، حَوَّل عدد من الباحثين انتباههم في السنوات الأخيرة إلى تطوير وتصميم تقنيات العلاج السلوكي وتوسيع نطاقها، مع تحقيق نتائج مشجعة. على سبيل المثال، وثق «مايكل كاميرون»، رئيس المكتب الطبي الرئيسي في الجمعية المعنية بالطفل والأسرة في منطقة المحيط الهادئ، وهي مجموعة وطنية من عيادات الأطفال ذوي الاحتياجات الخاصة، في أكثر من 20 مقالة نشرها في مجلات خضعت لتقييم نظرائه، فعالية مجموعة واسعة من تدخلات العلاج السلوكي. أجرى كاميرون، وهو العضو السابق في هيئة التدريس في مستشفى الطب النفسي في كلية الطب بجامعة «هارفارد» أيضًا، دراسة لأربعة أشخاص على مدار عام -يقوم المحللون السلوكيون عمومًا بالعمل على مجموعة صغيرة جدًا أو إجراء دراسات فردية لوضع تدخلات تفصيلية تتوافق مع احتياجات الفرد وملاحظة تأثيراتها عليه- التقى بهم عبر مؤتمرات الفيديو عبر الإنترنت من أجل دعمهم، وقياس أوزانهم. ونقلت النتائج عبر الشبكات اللاسلكية، وجرى تحسين حميتهم الغذائية لتقليل كثافة السعرات الحرارية، وتابع محادثتهم بشأن الأطعمة المفضلة لكل منهم، واستخدمت الدراسة الأطعمة المفضلة مكافأة لهم على ممارسة الرياضة. فقد الأشخاص الأربعة من 8 إلى 20 في المائة من أوزان أجسامهم؛ ويقول كاميرون

إنهم والعديد من الأشخاص غيرهم، من الذين عمل معهم خارج الدراسة استمروا في عدم اكتساب أي وزن.

درس المحلل السلوكي في جامعة المحيط الهادئ «مات نورماند»، طرق تتبع أكثر دقةً لتناول السعرات الحرارية واستهلاكها. جمع إيصالات مشترياتهم من الطعام، وجهز قوائم للتدقيق سجلوا فيها ما تناولوه من أطعمة، واستخدم عداد الخطوات وغيرها من الأجهزة لقياس نشاطهم البدني. ثم أعطى المشاركين حسابات يومية مفصلة لتدفق السعرات الحرارية. في إحدى الدراسات المنشورة، أظهر نورماند أن ثلاثة من أصل أربعة أشخاص خفضوا السعرات الحرارية التي تناولوها إلى المستويات الموصى بها.

تناول الباحث في مركز شريفر التابع لكلية الطب بجامعة «ماساتشوستس»، «ريتشارد فلامينغ»، في مجلة «السمنة» (Obesity) طرق تشجيع الآباء على توجيه أطفالهم نحو خيارات غذائية أكثر صحة. ووجد، من بين جملة تقنيات، أن عرض الآباء لأطفالهم كيف تبدو أحجام الوجبات المناسبة في الأطباق أمر مفيد. واتبع فلامينغ حيلة أخرى ناجحة: السماح للأطفال باختيار مكافأة صغيرة من متجر المواد الغذائية خلال تسوقهم مع الآباء. ويقول: «يمكن للأطفال أن يستجيبوا حقًا لهذه المكافأة لتحلّيهم بالنشاط».

ما السبب وراء نجاعة تدخلات العلاج السلوكي؟ تشير الباحثة في علم النفس وأنماط العيش والتسويق في كلية إدارة الأعمال بجامعة «ماكغيل»، «لوريت دوبي»، إلى أن جهود التسويق المعقدة

والواسعة الانتشار تتفوق في بيئتنا حاليًا على حاجتنا للإشباع الحسي، يضاف إليها ضعفنا أمام المعلومات الخاطئة. وزيادة على ذلك، إن سوء العادات الغذائية والرياضة التي نلاحظها في أصدقائنا وعائلتنا وزملائنا تشجعنا على اتباعهم. تسعى تدخلات العلاج السلوكي -في جوهرها- إلى إعادة تشكيل هذه البيئة وجعلها قادرة على تزويدنا بما نحتاجه من معلومات، ومن إشباع للرغبات، ومن تشجيع اجتماعي، كي نتجه نحو الغذاء الصحي وممارسة التمارين الرياضية بدلًا من الابتعاد عنها. تقول دوبي: «حين نتلقى الرسائل الصحيحة بطرق وافية، تتولد أمامنا فرصًا أفضل لمقاومة الرغبة في تناول كميات من الطعام تزيد عن حاجتنا».

• تغيير السياسة

لا يوجد حل واحد يناسب الجميع لمشكلة السمنة. وبما أن تدخلات العلاج السلوكي تعمل بشكل أفضل عند تخصيصها للأفراد، فإن المناهج السلوكية الجماعية مثل برامج «الإنقاص العقلاني للوزن» و«مراقبو الوزن» تكون فعالة إلى حد مقبول. لماذا لا يفقد المزيد من الأشخاص الوزن مع هذين البرنامجين؟ السبب الرئيسي هو أن هؤلاء لا يشاركون بهما ببساطة، إذ غالبًا ما يلاحق الخاسرون المحتملون للوزن الوجبات الغذائية أو المكملات الغذائية أو يقرأون أن السمنة محبوسة في جيناتنا. يضم «مراقبو الوزن»، وهو البرنامج السلوكي الأكثر شيوعًا لإنقاص الوزن، نحو 600 ألف عضو يحضرون

الاجتماعات في صفوفه في أمريكا الشمالية؛ ما يعني أن أقل من واحد من كل 100 شخص في الولايات المتحدة الأمريكية ممن يعانون من السمنة ونحو واحد من كل 200 شخص ممن يعانون من زيادة الوزن، هم جزء من البرنامج الرسمي لتعديل السلوك.

لكن السياسة العامة قد تتغير، إنما... أعلن مكتب الجراح العام الأمريكي ومركز الوقاية والسيطرة على الأمراض وقوفهما خلف المناهج السلوكية، باعتبارها السلاح الرئيسي لمحاربة السمنة. وتصرُّ حملة «لنتحرك» للسيدة الأولى ميشيل أوباما المضادة لسمنة الأطفال، على إيجاد طرق لتشجيع الصغار على تناول الأطعمة منخفضة السعرات الحرارية، وأن يصبحوا أكثر نشاطًا، وأن يستمتعوا بذلك. يشير حظر سان فرانسيسكو عام 2010 للألعاب المجانية المرفقة بالوجبات السريعة للأطفال، إلى استعداد المزيد من المسؤولين للضغط على صناعة المواد الغذائية كي تخفف من خططها التسويقية الداعمة للسمنة. كذلك اقترح البيت الأبيض دعم إنتاج الفواكه والخضروات، لتشجيع الناس في المجتمعات الأكثر فقرًا، ويعانون من الوزن الزائد، على شراء الأغذية الصحية.

لمقاربة المشكلة من وجهة أخرى، دعا عمدة مدينة نيويورك السابق «مايكل بلومبرغ» إلى تعديل برامج المساعدة الغذائية، بهدف تقييد شراء المشروبات المحلاة بمستويات عالية من السكر ودعم حظرها، وأقر مجلس الصحة في المدينة الحظر على الأحجام الكبيرة من المشروبات الغازية السكرية. في عام 2014، وافق الناخبون في

بيركلي، كاليفورنيا، على ضريبة إضافية بقيمة سنت واحد لكل أونصة (نحو 28.3 غرام) من تلك المشروبات. كذلك عرضت مدينة نيويورك قسائم لشراء المنتجات من أسواق المزارعين، للأسر ذات الدخل المنخفض، إضافة إلى حوافز للمتاجر كي تقدم طعامًا صحيًا.

إن تنامي طرق الوصول إلى العلاج السلوكي من شأنه أن يساعد أيضًا. قد يحتاج العديد من الأشخاص الذين يعانون من زيادة الوزن إلى مراقبة سلوكهم عبر الإنترنت فقط، وإلى الدعم ومشاركة التقدم المحرز، التي أثبتت تحقيق نجاح معتدل في الدراسات. قد يحتاج بعض آخر إلى تدخلات أكثر كثافةً وشخصيةً من النوع الذي يطوره كاميرون. وبالنظر إلى أن السمنة تصيب الفئات المحرومة اقتصاديًا على وجه الخصوص، فقد يتعين على الحكومة وشركات التأمين الصحي دعم تلك البرامج إلى حدٍّ كبير. إن جلسة أسبوعية مع معالج سلوكي تكلف 50 دولارًا ما يعني 2500 دولار سنويًا، أو أكثر بقليل من ثلث التكاليف المجتمعية والطبية للسمنة البالغة 7000 دولار سنويًا؛ وقد تكون الجلسات ضرورية لمدة عام أو عامين فقط لإنشاء عادات غذائية جديدة ومستدامة، في حين تبقى المدخرات مدى الحياة.

من السابق لأوانه القول ما إذا كان الجمهور سيقبل جهود الحكومة التي تدفعه نحو الخيارات الصحية. فقد رفض عمدة سان فرانسيسكو الحظر على الألعاب المرفقة بوجبات الأطفال، استجابة منه لرد الفعل الغاضب من الجمهور على القرار. ووجه بعضهم انتقادات شديدة للجهود التي بذلتها حملة «لنتحرك» الساعية إلى تقديم

طعام صحي في المطاعم المدرسية، واعتبروها تدخلًا مفرطًا. وألغت المحاكم حظر مدينة نيويورك على المشروبات الغازية ذات الأحجام الكبيرة. ورفض الناخبون اقتراح فرض الضريبة على المشروبات ذات السعرات الحرارية العالية في سان فرانسيسكو، ومعظم المدن والولايات الأمريكية الأخرى.

حتى إذا نُفِّذت تلك الجهود كافةً على الصعيد الوطني في نهاية المطاف، فلا توجد طريقة للتأكد من أنها ستقلل من السمنة إلى حد كبير. إن المعدل الحالي للسمنة يتجاوز أي وقت مضى على الكوكب، وبالتالي فإن الحل الواسع النطاق سيكون بالضرورة تجربة التغيير في السلوك الجماعي. وتشير الدراسات إلى أن مثل هذه التجربة الكبرى ستكون أفضل فرصة لدينا لمعالجة السمنة، وأن هناك سبب للتفاؤل بنجاحها. وبالنظر إلى أن المزيد والمزيد من العلماء وخبراء السياسة العامة والمسؤولين الحكوميين يبدون حرصهم على نشرها عالميًا، فقد تكون لدينا نتائج مبكرة خلال هذا العقد.

- نُشرت هذه المقالة للمرة الأولى في مجلة «ساينتيفيك أميريكان مايند» في فبراير 2011.

القسم الثالث

3. سلِّك ذهنك: دماغك في اختبار

1.3 رأس عنيد

بقلم: فيريس جبر

في يوم 14 فبراير عام 2014، دخلت «إليزابيث دروغ- يونغ» بنفسها إلى المستشفى في سيراكيوز، نيويورك. فقد عانت من الاكتئاب أكثر من عام؛ لم تكن تأكل جيدًا، وفقدت الاهتمام بالأفلام والكتب والموسيقى التي كانت تسعدها عادةً. تغيبت عن صحبة أصدقائها وعن دروسها الروتينية في جامعة «سيراكيوز»، حيث كانت طالبة في السنة الخامسة في قسم علم الأحياء التطوري. في بعض أيام ذلك الشتاء لم تستطع حتى النهوض من الفِراش، مع أنها في الحقيقة بدأت بتناول مضادات الاكتئاب في الخريف السابق. في أحلك لحظاتها، غمرت عقلَها أفكارًا مهووسة ومخيفة عن إيذاء النفس والانتحار. وتتذكر قائلة: «كان الأمر مروعًا وشعرتُ بعدم الأمان». لقد أدركت دروغ- يونغ أنها بحاجة إلى تدخل جاد.

بعد مضي أسبوع ونصف الأسبوع على مراقبة أفكارها الانتحارية في المشفى، وإعطائها مزيجًا من أقوى الأدوية، عادت دروغ-يونغ إلى المنزل، وأخذت إجازة أكاديمية لبقية العام الدراسي. أخذت تتعافى أثناء ذلك، ولكن حين عادت إلى الجامعة في أغسطس، ظهر

عليها حزن لا يطاق ودوافع تشاؤمية. هذه المرة لجأت إلى مستشفى في ساراتوغا سبرينغز في نيويورك، على بعد ساعتين ونصف الساعة تقريبًا، والتي قدمت لها علاجًا أكثر شمولية. إذ وصف لها الأطباء، بالإضافة إلى الأدوية والمشورة، جدولًا كاملًا بالأنشطة اليومية، مثل الفنون والحرف اليدوية والسير في أنحاء الحديقة أثناء إقامتها في المشفى، كما أوصاها المعالج بممارسة الرياضة. لذلك، بعد السماح لها بمغادرة المشفى، بدأت «دروغ- يونغ» في الذهاب إلى صالة الألعاب الرياضية من ثلاث إلى خمس مرات في الأسبوع، والمشي والركض على جهاز المشي، ورفع الأثقال، وحضور صفوف الزومبا، وهو صف شائع للياقة البدنية عن طريق الرقص.

تقول «دروغ-يونغ»، البالغة من العمر 33 عامًا، والتي تعمل كاتبة علوم مستقلة في مدينة بروفيدانس في ولاية رود آيلاند: «هناك شيء رائع يوفره تمرين الاتصال بين العقل والجسم. لقد مكنني وساعدني حقًا على تحسين مزاجي. يتيح لك استخدام آلات الوزن أو الركض على جهاز المشي أن تكون عاكسًا لذاتك، انظر إلى قوتي وقدرتي على التحمل، في داخلي شيء إيجابي عن نفسي. لقد كان الرقص مبهجًا، فأن أكون قادرة على الحركة بحرية أشعرني بالرضا». منذ دمج التمارين في نظامها لعلاج الاكتئاب، لم تنتكس «دروغ-يونغ» أبدًا إلى درجة تتطلب دخول المشفى مرة أخرى. حتى يومنا هذا، لا تزال تعتبر الرقص وركوب الدراجة الثابتة عنصرًا حاسمًا في علاجها.

صار من المعروف أن ممارسة التمارين الرياضية تحسن الصحة الجسدية. أثبتت الدراسات على مر العقود أن التمارين الرياضية المنتظمة تقلل خطر الإصابة بأمراض عدة -أمراض القلب والسمنة والسكري والسرطان- وتطيل متوسط العمر المتوقع. على النقيض من ذلك، فإن فوائد التمرين الرياضي للصحة العقلية ليست واضحة تمامًا أو معلنة على نحو كاف. نحن نتدرب لنحصل على «اللياقة البدنية»، ويعتمد بعضنا على ركوب الدراجات، أو الركض في الأحياء المجاورة، أو ممارسة اليوغا طلبًا للمساعدة على تصفية أذهاننا وتخفيف التوتر. لكن كم عدد المرات التي نعتبر فيها أن تلك التمارين جدية كعلاج ناجع للمرض العقلي، وبأنها علاج فعال مثل الدواء أو الاستشارة؟ هل يمكن لروتين ثابت من التدريبات البدنية أن يساعد حقًا في السيطرة على الاضطرابات النفسية؟

في حالة الاكتئاب، تشير الأدلة الجماعية حتى الآن إلى أن الإجابة هي نعم بالتأكيد. التمارين ليست ترياقًا لكل داء، وفي حالات الاكتئاب القصوى، قد تكون غير مجدية لوحدها. لكن عشرات التجارب تظهر الآن أن التمارين الرياضية هي أكثر من مجرد تشتيت للمشاكل العقلية أو بعض الملطفات غير المنطقية في نهاية المطاف. يبدو أنها تقاوم الاكتئاب بعدد من الطرق: من خلال تعزيز مرونتنا البيوكيميائية تجاه الإجهاد، وتشجيع نمو خلايا الدماغ الجديدة، وتعزيز احترام الذات، وربما موازنة المخاطر الجينية الكامنة للمرض العقلي أيضًا. بالنسبة لمعظم الأشخاص الذين يعانون من الاكتئاب البسيط إلى المعتدل،

إن التمارين الرياضية هي واحدة من أقوى العلاجات المتاحة، ومأمونة وعملية ومتوفرة بتكلفة ميسرة، وممتعة أيضًا.

يقول عالم النفس الإكلينيكي «جيمس بلومنثال» من جامعة «ديوك»: «إنني من أكبر المؤمنين بقيمة النشاط البدني(...) تشير غالبية الأدلة إلى أن مجموعة فرعية من المرضى يمكن أن تستفيد بنفس القدر من التمرين، إن لم يكن أكثر، من العلاج». يوضح الطبيب النفسي «مادهوكار تريفيدي» من المركز الطبي في جامعة تكساس الجنوبية الغربية، الذي درس العلاقة بين التمرين والصحة العقلية لأكثر من 15 عامًا: «لقد أنشأنا الآن مجموعة كبيرة من الأدبيات عن التمرين الرياضي بوصفه علاجًا للاكتئاب. لقد نظرنا في الجرعة الدوائية، عند إضافة التمرين لتعزيز العلاج، وفي المؤشرات الحيوية المحددة والمرتبطة بالتغيير للأحسن. الدراسات تثبت أن أمرًا قويًا ومثيرًا للاهتمام يحدث بالفعل».

• الاستناد على قوة الأدلة

وفقًا لمنظمة الصحة العالمية يتميز مرض الاكتئاب الحاد بسوء الحالة المزاجية أو فقدان الاهتمام بأنشطة ممتعة عادة، مصحوبة في كثير من الأحيان بالأرق والتعب وضعف التركيز، أو الشعور بعدم تقدير الذات، وهو أحد الأسباب الرئيسية للإعاقة والوفاة في جميع أنحاء العالم. ويصيب الاكتئاب عادة نحو 350 مليون شخص حول العالم، و18 مليون شخص في الولايات المتحدة الأمريكية

وحدها. ويطلب عدد قليل من المصابين المساعدة، ومن هؤلاء يستجيب الثلث للعلاج النمطي، والذي يتمثل عادة في تقديم المشورة والأدوية. وتكون الأدوية المضادة للاكتئاب مكلفة في أغلبها، وقد يكون لها آثار جانبية خطيرة، ما يدفع العديد من المرضى إلى البحث عن حلول أقل تكلفة وأكثر أمانًا ومنها العلاجات الطبيعيةً. في مسح شمل أكثر من 2000 من البالغين الأمريكيين نُشر في عام 2001، أفاد أكثر من نصف المستجيبين الذين يعانون من الاكتئاب أنهم تحولوا إلى نوع من العلاج البديل، مثل اليوغا أو الأدوية العشبية أو الوخز بالإبر.

درس علماء النفس والأطباء التمارين بوصفها علاجًا بديلًا للاكتئاب مدة 30 عامًا على الأقل، وكان «ريتشارد بلومنثال» أحد الرواد. ففي ثمانينيات القرن الماضي، أثناء البحث عن كيفية مساعدة التمارين للمرضى المصابين بأمراض القلب والأوعية الدموية، لاحظ هو وزملاؤه فائدة ثانوية كانت مهملة: بدا أن التمرين يحسن الحالة المزاجية للأشخاص ويقلل من أعراض الاكتئاب. قرروا البحث، وتتبعوا في إحدى دراساتهم الأولية، التي نُشِرت في عام 1999، الحالة الصحية لـ 156 مسنًا من الرجال والنساء الذين شُخِّصت إصابتهم بالاكتئاب، أثناء ممارستهم الرياضة بانتظام أو تناولهم مضادات الاكتئاب أو كليهما. بعد 16 أسبوعًا، تحسنت الحالة المزاجية لدى المجموعات الثلاث بالتساوي، وسجلوا معدلات انتكاس أقل بين المرضى الذين مارسوا الرياضة.

في دراسة متابعة، نُشرت بعد عقد من سابقتها، قسموا أكثر من 200 بالغ مصاب بالاكتئاب إلى أربع مجموعات، يتلقى كل منهم تدخلًا مختلفًا: فصول التمارين الرياضية الخاضعة للإشراف، والتمارين في المنزل، والدواء، والعلاجات البديلة. ووجدوا أن المرضى الذين يمارسون التمارين الخاضعة للإشراف كانوا أفضل أداء من أولئك الذين يمارسون الرياضة في المنزل، وحققوا تقريبًا معدلات تعافٍ مكافئة تقريبًا مع أولئك الذين يتناولون مضادات الاكتئاب: 45 في المائة مقابل 47 في المائة على التوالي. في حين سجلت مجموعة التمارين المنزلية معدل تعافٍ بنسبة 40 في المائة، أما مجموعة العلاجات البديلة فبلغت نسبة التعافي لدى أفرادها 31 في المائة.

في دراسة مماثلة في عام 2015، أخضع العلماء السويديون 946 مريضًا يعانون من اكتئاب بسيط إلى معتدل، لواحد من ثلاثة علاجات استغرقت 12 أسبوعًا مثل: جلسات اليوغا أو تمارين الأيروبيكس أو تمارين القوى ثلاث مرات أسبوعيًا، أو العلاج السلوكي المعرفي القائم على الإنترنت، أو الاستشارة النمطية وتتضمن الأدوية. تحسن المرضى في كل المجموعات، ولكن أولئك الذين مارسوا التمرينات شهدوا أكبر الفوائد. وجاء العلاج القائم على الإنترنت في المرتبة الثانية، لكن خطة العلاج النمطية تخلفت نتائجها عن كلا الخيارين الآخرين.

حتى الآن، تستمر العديد من التحليلات الشمولية في تجميع وتسجيل نتائج البيانات المتراكمة. لم يكن الاتفاق سيد الموقف: لم يجد بعضها ما يشير إلى أن التمرين مفيد، أو وجدوا أنه لا يقدم سوى

تأثيرات طفيفة جدًا، أو فوائد متناقصة إلى حد كبير على المدى الطويل. لكن معظم تلك التحليلات توصلت إلى استنتاجات متفائلة متماثلة. خلصت مراجعة أجرتها منظمة «كوكرين» غير الربحية عام 2013، والتي تعتبر رائدة في الطب المسند بالأدلة، إلى أن التمرين الرياضي هو علاج فعال للاكتئاب بنفس فعالية الأدوية والاستشارة الطبية.

يردد التحليل التجميعي الأخير، المنشور في عام 2016، ما توصلت إليه منظمة «كوكرين». إذ عمل فريق من الباحثين الدوليين على اختبار 25 من أكثر التجارب صرامة، وقرروا أن التمرين، خصوصًا تمارين الأيروبيكس المعتدلة إلى القوية تحت إشراف مهني، هو بالفعل علاج فعال للاكتئاب؛ وحين أجروا تعديلًا لتحليلهم مراعاةً للدراسات الضعيفة -الأكثر عرضة للتحيز التجريبي- وجدوا تأثيرًا أقوى، مما ورد في بعض التحليلات التجميعية السابقة التي ربما قد تكون قللت من فوائد التمرينات على الصحة العقلية. كما حسب الباحثون أن الأمر يحتاج إلى 1000 دراسة متناقضة على الأقل، لإبطال الأدلة المؤكدة التي تراكمت حتى الآن. بعد مراجعة أخرى، خَلُصت حسابات المنظمة إلى أن اعتماد التمارين الرياضية لعلاج الاكتئاب، يزيد معدلات النجاح بنسبة تتراوح بين 67 و74 بالمائة.

• ما القدر الكافي؟

حاول بعض الباحثين معرفة أنواع التمارين ومستويات كثافتها الأكثر فاعلية كمضاد للاكتئاب. في دراسة أجريت عام 2005، وكثر

الاستشهاد بها، على سبيل المثال، تتبع «مادهوكار تريفيدي» وزملاؤه الحالة الصحية لـ 80 شخصًا بالغًا يعانون من اكتئاب بسيط إلى متوسط لمدة ثلاثة أشهر أثناء ممارسة التمارين الرياضية، من ثلاث إلى خمس مرات أسبوعيًا على جهاز المشي أو على دراجة ثابتة بكثافة منخفضة (سبع سعرات حرارية لكل كيلوغرام في الأسبوع) أو بكثافة أعلى، على النحو الموصى به من قبل سلطات الصحة العامة (17.5 سعرة حرارية لكل كيلوغرام في الأسبوع). في نهاية الأشهر الثلاثة، قلل البالغون الذين مارسوا الرياضة بكثافة أكبر من شدة اكتئابهم بنسبة 47 في المائة، مقارنة بـ 30 في المائة فقط لدى المجموعة منخفضة الكثافة، و29 في المائة عند المجموعة التي شاركت بتمارين التمدد بدلًا من تمارين الأيروبيكس.

استنادًا إلى دراسات مثل هذه، ذهب بعض علماء النفس والأطباء والسُلطات الصحية إلى حد نشر توصيات محددة. يصف تريفيدي من ثلاث إلى خمس جلسات تتراوح مدة الجلسة بين 45 و60 دقيقة من تمارين الأيروبيكس (المشي أو الركض أو ركوب الدراجات أو استخدام جهاز السير أو الدراجة الثابتة أو جهاز التدريب المتقاطع) كل أسبوع، بقوة 50 إلى 85 في المائة كحد أقصى لمعدل ضربات القلب. ويوضح تريفيدي أن «المعدل المثالي لا يقل عن 16 سعرة حرارية لكل كيلوغرام من وزن الجسم، أي بمعدل 1200 إلى 1500 سعرة حرارية لمتوسط وزن الجسم كل أسبوع». ويقول: «إذا كنت تستطيع التحدث مع شريك حياتك

على الهاتف أثناء التمرين الرياضي، فأنت لا تمارس التمارين بالشدة المناسبة».

بالمثل، ينصح المختص بعلم النفس الرياضي «روبرت ستانتون»، في جامعة «سنترال كوينزلاند»، بجلسات من 30 إلى 40 دقيقة من التمارين الأيروبيكس -المشي أو التدريب المتقاطع أو ركوب الدراجات الثابتة- ثلاث إلى أربع مرات أسبوعيًا بكثافة منخفضة إلى معتدلة لمدة تسعة أسابيع على الأقل. ويدافع المعهد الوطني للصحة وتميز الرعاية عن برامج النشاط البدني الجماعي للمرضى الذين يعانون من الاكتئاب البسيط إلى المتوسط، والتي تتكون من ثلاث جلسات مدة الواحدة 45 دقيقة على الأقل أسبوعيًا، على مدى 10 أسابيع.

يعتقد خبراء آخرون أن هذا التحديد قد يكون سابق لأوانه. على سبيل المثال، خلص بحث منقح عام 2013 إلى أن تمارين القلب والأوعية الدموية وتمارين المقاومة، سواء بمفردها أو مجتمعة، فعالة في علاج الاكتئاب؛ وإنما لا توجد بيانات كافية حتى الآن لتحديد أي من تلك التمارين البدنية هي الأصلح. أي تمرين له التأثير الأفضل على المزاج، وما هي قوة التمرين الأفضل؟ هل يعمل أفضل بمفرده أو مع علاجات أخرى؟ يقول عالم النفس في جامعة بوسطن «مايكل أوتو»، والذي درس الفوائد العاطفية والمعرفية للتمرينات الرياضية، «لا نعلم على وجه اليقين حتى الآن. يمكننا تقديم بعض الاقتراحات العامة، لكننا ما زلنا بحاجة إلى المزيد من البيانات لنتأكد من التفاصيل».

• لماذا تنجح التمارين الرياضية؟

كشف العلماء في العقد الماضي تفاصيل عديدة عن كيفية تغيير التمرين الرياضي للدماغ والجسم ككل، بطرق تخفف وتحمي من الاكتئاب. في اللحظة التي تبدأ فيها بالركض أو بقيادة الدراجة أو برفع الأثقال، تبدأ كيمياء جسمك في التغير. تزيد الرياضة من معدل ضربات قلبك، وترسل الدم والأوكسجين والهرمونات والمواد الكيميائية العصبية المتدفقة عبر جسمك. وفي هذه اللحظة أيضًا، يتعامل الجسم مع ممارسة الرياضة على أنها نوع من الإجهاد، لكنه مفيد في نهاية المطاف. تشير بعض الأدلة إلى أن اعتياد التمرين المعتدل يعيد تشبيك الدماغ والجهاز المناعي، فيواجهان الإجهاد البدني والعقلي معًا وفق أداء أفضل. كلما تحسن تعامل الجسم مع عوامل الضغوط من جميع الأنواع، كلما انخفض خطر الإصابة بعوارض الاكتئاب. في الواقع، يعتقد العديد من الباحثين أن الاكتئاب هو اضطراب وخلل في إدارة التوتر.

يبدو أن التمرين يحاكي بعض الآثار الكيميائية للأدوية المضادة للاكتئاب. بناء على أدلة متزايدة، يجادل بعض العلماء بأن بعض حالات الاكتئاب تنتج عن ضعف النمو في خلايا الدماغ والصلات بينها. ووثقت الدراسات ضمور وفقدان الخلايا العصبية في مناطق الدماغ مثل: اللوزة المخية والمخيخ والقشرة الجبهية لدى المرضى الذين يعانون من الاكتئاب الحاد. تعمل مضادات الاكتئاب التي ترفع مستويات السيروتونين، وغيرها من الناقلات العصبية، من

خلال تنشيط التكاثر العصبي، وهي عملية تعتمد جزئيًا على جزيء يسمى عامل التغذية العصبية المستمد من الدماغ «BDNF». وبينت الدراسات التي أجريت على الحيوانات والبشر، أن التمارين الرياضية تعزز إنتاج هذا العامل.

في إحدى دراسات عام 2001، وهي واحدة من الأمثلة، أُعطيت الفئران مضادات الاكتئاب، ثم أتيحت لها فرصة الجري، ما رفع عاليًا مستويات عامل التغذية العصبية المستمد من الدماغ، مقارنة بالحيوانات التي ركضت فقط، أو تلقت الدواء فقط. علاوة على ذلك، تحملت الفئران تجربة مرهقة، بالسباحة لفترة أطول وبأداء أفضل في خزان مياه قبل الاستسلام - وهو اختبار مصمم لتقريب ظهور الاكتئاب. في دراسة بشرية مشابهة أجريت في عام 2016، قسم باحثون برازيليون 57 شخصًا بالغًا يتناولون الدواء «سيرترالين» المضاد للاكتئاب المتوسط إلى الحاد، إلى مجموعتين: حضر أفراد إحدى المجموعتين أربع جلسات أسبوعية من تمارين الأيروبيكس مدة 28 يومًا، في حين لم يمارس أفراد المجموعة الثانية الرياضة. تراجعت الأعراض إلى حدٍّ مشابه في كلا المجموعتين، لكن التحسن لدى مجموعة التمرين حصل مع جرعات أقل من مضادات الاكتئاب. يشتبه مؤلفو الدراسة في أن التمرينات الرياضية عززت تأثير الكيمياء الحيوية للأدوية. وأظهرت دراسات مماثلة أن التغييرات البسيطة الموصى بها باتباع نمط حياة صحي، مثل تثبيت روتين أفضل للنوم، وممارسة المزيد من التمارين الرياضية، يمكن أن يعزز إلى حدٍّ كبير

مفاعيل مضادات الاكتئاب، من معدل تعافٍ بنسبة 10 بالمائة مع الأدوية لوحدها، إلى معدل تعافي نسبته 60 بالمائة.

أجريت دراسة صغيرة، ومثيرة للاهتمام في عام 2015، قارن فيها الطبيب «هيلموث هاسلاخر» وزملاؤه في جامعة فيينا الطبية في النمسا بين الصحة العقلية والجينوم (المادة الوراثية DNA) لدى 55 عداء ماراثون مسن، وراكبي دراجات التحمل الرياضية، مع 58 شخصًا ليسوا رياضيين. ووجد الباحثون لدى مجموعة غير الرياضيين، علاقة ذات دلالة إحصائية بين عدد أعراض الاكتئاب التي يعاني منها هؤلاء، ومتغير جيني معين يتداخل مع إنتاج عامل التغذية العصبية المستمد من الدماغ «BDNF» الطبيعي، في حين لم يجدوا هذه العلاقة لدى الرياضيين. خَلُص الباحثون إلى أنه من خلال تحفيز إنتاج عامل التغذية العصبية المستمد من الدماغ، قد تؤدي تمارين الأيروبيكس القاسية وطويلة المدى إلى التصدي للقابلية الوراثية للاكتئاب.

يفسر علم الأعصاب بدوره، بالإضافة إلى التمارين المضادة للاكتئاب، لماذا يبدو العكس صحيحًا: تشير العلاقات المترابطة في استقصاءات علم الأوبئة إلى أن الخمول البدني الناتج في بعض الأحيان عن الاكتئاب، قد يكون عامل خطر رئيسي لتطويره لاحقًا. وجدت دراسة أجريت عام 2014 على أكثر من 6000 شخص من كبار السن في المملكة المتحدة، أنه كلما قضى هؤلاء وقتًا أطول أمام التلفاز، زاد احتمال الإبلاغ عن أعراض الاكتئاب لديهم (لم تكن النتيجة مماثلة بالنسبة للأنشطة الأخرى قليلة النشاط مثل

القراءة). أولئك الذين شاركوا في نوع من أنواع النشاط البدني القوي مرة واحدة في الأسبوع على الأقل عانوا من اكتئاب أقل. وبالمثل، وجد استطلاع أجري عام 2015، لما يقرب من 5000 طالب جامعي صيني من الجنسين، أنه كلما زاد الوقت الذي يقضيه الطالب أمام شاشة التلفزيون أو الكمبيوتر، زاد احتمال إصابته أو إصابتها بأعراض اكتئابية. في المقابل، انخفض خطر الإصابة بالاكتئاب لدى الطلاب النشطين جسديًا، بغض النظر عن العمر أو الجنس أو المنطقة السكنية. توصل التحليل التجميعي لـ 24 دراسة، شارك فيها ما يقرب من 200 ألف مشارك، إلى الاستنتاج نفسه: ارتبط السلوك قليل النشاط بزيادة خطر الاكتئاب؛ في المتوسط، يقل احتمال الإصابة بالاكتئاب بنسبة 45 في المائة لدى الأشخاص النشطين مقارنة بالخاملين، وفقًا لمكتب الولايات المتحدة الأمريكية للوقاية من الأمراض وتعزيز الصحة.

• **عامل الشعور بالارتياح**

بالإضافة إلى الأسباب الفسيولوجية السابقة، تساعد العديد من العوامل الاجتماعية والنفسية في تفسير سبب تخفيف التمارين الرياضية لأعراض الاكتئاب. في المقابلات الشاملة، ذكر الأشخاص الذين عانوا من اضطراب الاكتئاب أن التمرين ينشطهم، ويمنحهم إحساسًا بالهدف وبالإنجاز، ويزيد من تقديرهم لذواتهم ويحسن حالتهم المزاجية، وينظم شهيتهم ودورات نومهم، ويصرفهم عن

الأفكار السلبية. بالنسبة لأولئك الذين مارسوا التمارين الرياضية ضمن مجموعة، فقد كانت فرصة سانحة للتفاعل الاجتماعي.

على الرغم من ذلك، يجب أولًا على العديد من الأشخاص المصابين بالاكتئاب التغلب على النقص الحاد في الدافع والمحفزات. يقول «مادهوكار تريفيدي»: «نحن بحاجة إلى تثقيف الأشخاص وإعطائهم أدوات تساعدهم في مراقبة تقدمهم (...) نجعل المرضى يسجلون الدخول ويتواصلون معنا. إذا اكتشفنا أنهم تغيبوا يومًا ما، نعمل معهم على حل المشكلة، والتأكد من أنه بحلول نهاية الأسبوع، سيكملون نظامهم». توصلت «جنيفر كارتر»، مديرة علم النفس الرياضي في «مركز ويكسنر الطبي» في جامعة ولاية أوهايو، إلى مجموعة من النصائح العملية، من بينها: «لاحظ المعلومات، فعلى سبيل المثال، هناك 1440 دقيقة في اليوم. ربما وجدت لنفسك 30 دقيقة منها لممارسة الرياضة».

يبدو أن التغلب على هذه العقبة الأولية، أي الدافع المتناقص، يعتمد بالأخص على مقدار الرضا والقوة الذاتية الذين يشعر بهما الأشخاص أثناء التمرين. يقول «مايكل أوتو»: «إن المتعة مرتبطة بالأساس بمدى التزام الأشخاص بالتمرين؛ أريدهم أن يفعلوا ما هو أكثر متعة وتسلية بالنسبة لهم، مهما كان». تشير الأبحاث إلى أن التمرين بوصفه علاجًا ينجح حين يختار الأشخاص بأنفسهم نوعه ووتيرته، معظم الأشخاص يفضلون الوتيرة المعتدلة، أي العتبة التي تتيح للشخص سحب الهواء للتنفس أثناء التمرين أو أقل منها، وأي

قبل أن يصير التنفس شاقًا. في عام 2011، طلب رئيس العلوم الصحية في جامعة «نوتنغهام» في إنجلترا، «باتريك كالاهان» وزملاؤه، من 38 امرأة مصابة بالاكتئاب، ممارسة التمارين على أجهزة السير في مجموعات صغيرة ثلاث مرات في الأسبوع، إما بوتيرة محددة أو بوتيرة اخترنها بأنفسهن. بعد شهر، سجلت لدى النساء اللواتي اخترن مقدار الجهد بالتمارين، مستويات أقل من الاكتئاب، ومستويات أعلى من الثقة بالنفس، مقارنة بالمجموعة الأخرى.

على الرغم من الأدلة المتزايدة على أن التمارين يمكن أن تعالج بعض أشكال الاكتئاب، إلا أن الشك ما زال قائمًا في الأوساط الأكاديمية والرعاية الصحية. يقول تريفيدي: «هناك هذا التحيز العام بأن التمارين ليست علاجًا حقيقيًا؛ إنه مجرد شيء يجب عليك القيام به بالإضافة إلى العلاج، مثل محاولة النوم وتناول الطعام جيدًا». ويوضح: «على الرغم من تزايد الاعتراف بالتمرين بوصفه علاجًا، إلا أن بعض شركات التأمين الصحي تدفع مقابل التمارين في الصالة الرياضية، وحين تفعل ذلك، فإنها غالبًا ما تقدم استقطاعات مؤقتة صغيرة. يمكنني وصف دواء سعره 200 دولار وتغطي شركة التأمين كلفته، لكنهم لن يغطوا العضوية في صالة الألعاب الرياضية بكلفة 40 دولارًا».

يحتاج المرضى إلى تغيير طريقة تفكيرهم أيضًا. ويعلّق أوتو قائلًا: «قد يكون من الصعب على المرضى التفكير في التمرين كشكل من أشكال العلاج، فنحن نمارس الرياضة عادة لنظهر بمظهر لائق

بدنيًا على الشاطئ، وكي نخسر الوزن. معظم الأفراد لا يدركون إلى أي مدى يمكن لممارسة الرياضة أن تعيد تشكيل حالتهم المزاجية». ويضيف أوتو: «حتى إذا كنت ترغب في الانسحاب وعدم القيام بأي شيء، فإن التمارين تدفعك للخروج(...) يجعلك الاكتئاب تشعر بأن كل شيء توشك على القيام به لا طائل من ورائه. هذا هو بالضبط ما تحاربه التمرينات، ولكن عليك النهوض والذهاب».

«هل تبحث عن الدافع؟ تذكر هذه النصائح

10 دقائق من التمارين أفضل من لا شيء.

ضع لنفسك أهدافًا صعبة وإنما واقعية.

إذا لم تكن تمارس الرياضة على الإطلاق، فابدأ بصعود الدرج بدلًا من المصعد، أو اتصل بصديق لتحديد موعد للسير معًا مرة أو مرتين في الأسبوع.

حدد ما يحفزك: إذا كنت قادرًا على المنافسة، انضم إلى دوري رياضي ترفيهي؛ إذا كنت شخصية اجتماعية، انضم إلى فصل للتمارين الرياضية؛ إذا كنت من محبي الطبيعة، اذهب في نزهة سيرًا على الأقدام.

- نُشرت هذه المقالة للمرة الأولى في مجلة «ساينتيفيك أميريكان مايند» بتاريخ 26-31 يناير/ فبراير 2017.

2.3 تنزه مرتين سيرًا على قدميك، وأخبرني عن النتيجة

بقلم: ناثانيل ب. موريس

هناك اتجاه متزايد لدى الأطباء باعتماد وصفات زيارات الحدائق لمرضاهم. عمل طبيب الأطفال «روبرت زار»، في وحدة الرعاية الصحية في العاصمة واشنطن، على إنشاء مبادرة ارتياد الحدائق في واشنطن، بالتعاون مع خدمة الحديقة الوطنية ومؤسسات أخرى. تساعد المبادرة مقدمي الرعاية الصحية على إدراج النشاط في الأماكن الخارجية في إطار وصفات علاجية لمرضى. وأبرزت مجلة «ناشيونال جيوغرافيك» تصاعد هذه الممارسة في ولاية فيرمونت، حيث يصف الأطباء آلاف الزيارات للحدائق العامة. انتشرت في السنوات القليلة الماضية وصفة زيارة الحدائق على الصعيد الوطني، من ولاية ماين إلى ولاية كاليفورنيا، ومن ولاية داكوتا الجنوبية إلى نيو مكسيكو.

يعزز أنصار هذه البرامج النشاط في الهواء الطلق، كوسيلة لمعالجة الحالات الطبية المزمنة مثل السمنة المفرطة وارتفاع ضغط الدم وداء السكري من النوع الثاني. كذلك تؤخذ هذه الوصفات بعين الاعتبار، ولها دلائل مبشرة لدى من يعانون من أمراض عقلية.

تشير مجموعة كبيرة من الأدلة إلى أن التواجد في الطبيعة قد يعزز الرفاهية العقلية. أظهر التحليل الشامل لـ 10 دراسات عام 2010، شملت أكثر من 1200 مشارك، أن الأشخاص الذين مارسوا الرياضة في البيئات الخضراء أظهروا تحسنًا كبيرًا في الحالة المزاجية والثقة بالنفس. ونظرت مراجعة منهجية عام 2011 في 11 تجربة قارنت التمارين في الداخل وفي الهواء الطلق، ووجدت أن التمرين في الأماكن الطبيعية «ارتبط بمشاعر تنشيط وتحفيز قوية وبالمشاركة الإيجابية، وانخفاض مشاعر التوتر والارتباك والغضب والاكتئاب، وزيادة الطاقة». وجدت مراجعة حديثة أخرى للدراسات أن النشاط في البيئات الطبيعية مرتبط بانخفاض المشاعر السلبية مثل الحزن والغضب والتعب.

تشير بعض الدراسات إلى أن التفاعل مع المتنزهات والأماكن الطبيعية الأخرى قد تؤثر في خفض معدلات الأمراض العقلية لدى السكان. على سبيل المثال، وجدت دراسة أجريت على أكثر من 160 ألف شخص في كوريا الجنوبية أن أولئك الذين يعيشون في مناطق تحوي عددًا أقل من الحدائق والمساحات الخضراء، يرتفع لديهم احتمال الإصابة بأعراض الاكتئاب بنسبة 20٪، وتزيد لديهم بنسبة 28٪ محاولات الانتحار، مقارنة بأولئك الذين يعيشون في مناطق تضم أكبر قدر من المساحات الطبيعية، وذلك بعد التحكم بالعوامل المسببة لاضطراب محتمل مثل: العمر والجنس والدخل الشهري.

يحاول الباحثون فهم علم الأعصاب بشكل أفضل، وكيف يمكن أن يعزز التعرض للحدائق والأماكن الطبيعية الأخرى الصحة العقلية. اعتمدت دراسة أجريت خارج جامعة «ستانفورد»، خلال فترة تدريبي طبيبًا مقيمًا في قسم الطب النفسي، تصوير الدماغ لفحص المشاركين الذين ساروا في بيئات مُدنية أو في الطبيعة؛ وجد الباحثون أن أولئك الذين تنزهوا في الطبيعة أفادوا بانخفاض اجترار الأفكار (تكرار الفكرة التي تركز على الجوانب السلبية للشخص)، وكان لديهم نشاطًا أقل في قشرة الفص الجبهي، وهي منطقة من الدماغ مرتبطة بالمرض العقلي. ولم تظهر هذه التأثيرات على الذين ساروا في المناطق المُدنية.

بالنظر إلى هذه النتائج الواعدة، ليس من المستغرب أن نرى اهتمامًا متزايدًا ببرامج وصفات المتنزهات، وغيرها من علاجات الصحة العقلية المصممة لتعريض المرضى لأجواء الطبيعة. يستكشف الباحثون ما إذا كانت الأنشطة الخارجية مثل السير مسافات طويلة أو البستنة قد تساعد في علاج المحاربين القدماء الذين يعانون من اضطراب ما بعد الصدمة. تشير دراسات متعددة إلى أن ممارسة الرياضة في الهواء الطلق قد تكون مفيدة في علاج الاكتئاب. ارتبطت العلاجات بمساعدة الطبيعة بنتائج محسنة لحالات مثل الفصام، وكذلك للأشخاص الذين يعانون من الأمراض العقلية ممن يتلقون مستويات منخفضة من الرعاية الصحية.

قد تختلف طريقة عمل وصفات الحديقة اعتمادًا على مقدم الرعاية الصحية وموقع المريض. في النموذج الذي طورته مبادرة

ارتياد الحدائق بالعاصمة واشنطن، يمكن للأطباء تحديد الوصفة الطبية لمرضاهم تبعًا لقاعدة البيانات التي تحدد الحدائق المحلية مع الأنشطة الموصى بها، إضافة إلى التقييمات الخاصة بالمنتزهات. هناك عدد من برامج الوصفات الطبية قدمتها الولايات الأمريكية حتى الآن، وتعفي المرضى من دفع رسوم دخول الحديقة.

لكن وصفات الحديقة ليست الترياق الوحيد. قد لا يتمكن العديد من المرضى، بما في ذلك أولئك الذين يعملون في وظائف متعددة، والعاطلين عن العمل أو المشردين، من السفر أو نيل الوقت للاستمتاع بفوائد النشاط في الحدائق القريبة. على الرغم من ظهور وصفات الحديقة في جميع أنحاء البلاد، لا يزال لدينا القليل من البيانات لتأكيد ما إذا كان لتلك البرامج تأثير مفيد على صحة المرضى العقلية أو غير ذلك.

هناك قلق آخر أثارته «ناشيونال جيوغرافيك» عند تناولها موضوع «وصفات المنتزهات» التي يصدرها الأطباء لمرضاهم، وهو سوء الاستخدام المحتمل لهذه البرامج العلاجية الناشئة. في المقال، انتقد رئيس مجلس حاكم ولاية فيرمونت عن اللياقة البدنية والرياضة، إعطاء بعض الأطباء وصفات الحديقة لموظفيهم بدلًا من مرضاهم. وتحدث طبيب آخر في المركز الطبي في جامعة «فيرمونت» عن الكيفية التي تنتهي بها «وصفات الحديقة» في كثير من الأحيان إلى أعمال ورقية تصرف للمرضى من دون الكثير من النقاش بشأن فوائدها.

كطبيب متخصص في الصحة النفسية، ما زلت أرى الكثير من الخير الذي يمكن أن يأتي من هذه البرامج. المتنزهات في كل مكان حولنا، وهناك قدر لا بأس به من الأدلة يشير إلى أن بإمكانها أن تساعد المرضى الذين يعانون من مشاكل تتعلق بصحتهم العقلية. وكما أشار «زار» من مبادرة ارتياد الحدائق بالعاصمة واشنطن، فإن زيارة الحديقة لها آثار جانبية أقل وتكاليف أقل، مقارنة ببعض الأدوية التي نقدمها لمرضانا.

أثناء تدريبي خلال فترة إقامتي في المشفى، غالبًا ما كنت أرى المرضى مستلقين على نقالات في أروقة قسم الطوارئ، للحصول على مكان في وحدات العناية المركزة المفعمة بالضجيج، أو يجلسون في غرف العيادات بدون نوافذ. في الواقع، أتساءل عما إذا كانت هذه البيئات تخبرنا شيئًا عن أنواع العلاج الذي نقدمه.

خرجت الشهر الماضي من المشفى للتنزه في حديقة محلية في عطلة نهاية الأسبوع. رحت أسير على طول سلسلة من التلال، غابت عني أصوات جهاز النداء. استمعت للأشجار بينما دفأت الشمس وجهي، وغمرني شعور بالهدوء. لقد كان ذلك بمثابة دواء ناجع.

– نُشرت هذه المقالة للمرة الأولى في مجلة «ساينتيفيك أميريكان» الإلكترونية في سبتمبر 2017.